Tecker Morbus Crohn – Colitis ulcerosa

Dipl.-Psych. Georg Tecker (Hrsg.)

Morbus Crohn – Colitis ulcerosa

Mit der Darmerkrankung leben

Unter Mitarbeit von
M. Eisenhauer, H. Feiereis, V. Fintelmann,
W. E. Garbe, G. Huse-Kleinstoll, K. Riecken,
U. Schad, G. Tecker, R. Winkler

Vorwort von Prof. Dr. med. Rainer Winkler

TRIAS THIEME HIPPOKRATES ENKE

Anschrift des Herausgebers:
Dipl.-Psych. Georg Tecker
c/o CED-Hilfe e.V.
Steindamm 77
D-2000 Hamburg 1

Umschlaggestaltung und Konzeption der Typographie:
B. und H. P. Willberg, Eppstein/Ts.

Umschlagzeichnung:
Friedrich Hartmann, Stuttgart

Zeichnungen: Karen Mathies

Fotografien: Jens Wunderlich

CIP-Titelaufnahme der Deutschen Bibliothek

Tecker, Georg:
Morbus Crohn – Colitis ulcerosa : mit der Darmerkrankung leben / Georg Tecker. Mit Beiträgen von M. Eisenhauer . . . 2. Aufl. – Stuttgart : TRIAS – Thieme Hippokrates Enke, 1989
NE: Tecker, Georg [Hrsg.]; Eisenhauer, Margit [Mitverf.]

(Die vorausgegangene Auflage erschien unter dem gleichen Titel mit der ISBN 3-7773-0874-9 im Hippokrates Verlag innerhalb der Reihe ›Hippokrates Ratgeber‹)

Rüdigerstraße 14,
D-7000 Stuttgart 30
Printed in Germany
Satz: Gulde-Druck GmbH,
D-7400 Tübingen
Druck: Druckhaus Götz GmbH,
D-7140 Ludwigsburg

ISBN 3-89373-058-3 2 3 4 5 6

Wichtiger Hinweis: Medizin als Wissenschaft ist ständig im Fluß. Forschung und klinische Erfahrung erweitern unsere Kenntnisse, insbesondere was Behandlung und medikamentöse Therapie anbelangt. Soweit in diesem Werk eine Dosierung oder eine Applikation erwähnt wird, darf der Leser zwar darauf vertrauen, daß Autoren, Herausgeber und Verlag größte Mühe darauf verwandt haben, daß diese Angabe genau dem **Wissensstand bei Fertigstellung des Werkes** entspricht. Dennoch ist jeder Benutzer aufgefordert, die Beipackzettel der verwendeten Präparate zu prüfen, um in eigener Verantwortung festzustellen, ob die dort gegebene Empfehlung für Dosierungen oder die Beachtung von Kontraindikationen gegenüber der Angabe in diesem Buch abweicht. Das gilt besonders bei selten verwendeten oder neu auf den Markt gebrachten Präparaten und bei denjenigen, die vom Bundesgesundheitsamt (BGA) in ihrer Anwendbarkeit eingeschränkt worden sind. Benutzer außerhalb der Bundesrepublik Deutschland müssen sich nach den Vorschriften der für sie zuständigen Behörde richten.

Vorwort *(R. Winkler)* 1
Zu diesem Buch 3

Krankheit und Krankheitsverlauf 5

Morbus Crohn – Colitis ulcerosa 5
Die Verdauungsorgane und ihre Funktionen 6
Das Bild der körperlichen Beschwerden 8
Die Erkrankung betrifft den ganzen Menschen 10
Krankheitsverlauf 11

Persönliche Erlebens- und Verarbeitungsweisen 14

Die innere Ablehnung der Erkrankung 14
Wege zum Annehmen der Erkrankung 16
Beziehungen zu Angehörigen und Freunden ändern sich 19
Änderungen in Schule und Beruf 21
Schwangerschaft – und was damit zusammenhängt 22
Leben mit dem künstlichen Darmausgang 24

Die Suche nach den Zusammenhängen der Erkrankung mit dem Leben 26

Hat uns die Umwelt krank gemacht? 27
Haben wir eine psychosomatische Erkrankung? 28
Welche Bedeutung haben die Symptome? 30
Wodurch halte ich die Erkrankung aufrecht? 32

Die Ursachen der chronisch entzündlichen Darmerkrankungen – Überlegungen zum Stand der Forschung *(Gisela Huse-Kleinstoll)* 34

Was wissen wir heute über die spezifischen und unspezifischen Krankheitsursachen? 34
Epidemiologische Untersuchungen 35
Schlußbemerkungen 41

Medizinische Diagnose und Behandlung chronisch entzündlicher Darmerkrankungen *(Klaus Riecken)* 43

Krankheitserscheinungen bei Colitis ulcerosa und bei Morbus Crohn 43

Die Sicherung der Diagnose 46

Bestimmung des aktuellen Krankheitszustandes und des Krankheitsverlaufs 47

Behandlung der chronisch entzündlichen Darmerkrankungen 52

Aspekte der chirurgischen Behandlung *(Rainer Winkler)* 57

Gestalttherapie: Erfahrungen und Erkenntnisse mit betroffenen Menschen *(Margit Eisenhauer)* 60

Probleme der Patienten 60

Einflüsse auf Entstehung und Verlauf der Erkrankung 62

Was ist Gestalttherapie und wie wende ich gestalttherapeutische Methoden an? 62

Anthroposophische Medizin: Versuch einer gemeinsamen Standortbestimmung 64

Aus der Erfahrung einer Zusammenarbeit anthroposophischer und nicht-anthroposophischer Ärzte *(Volker Fintelmann, Wolfram E. Garbe, Ursula Schad)* 64

Die internistisch-psychosomatische Behandlung *(Hubert Feiereis)* 70

Wichtige Voraussetzungen der kombinierten Therapie 71

Die stationäre Therapie im akuten Schub oder bei chronifiziertem Verlauf 72

Die ambulante Behandlung 75

Schlußfolgerungen 76

Erfahrungen mit Ärzten 78

Die Wahl des »richtigen« Arztes 78
Das Gespräch mit dem Arzt 79
Erfahrungen mit Diagnose und Therapie 80
Erfahrungen im Krankenhaus 82
Möglichkeiten und Grenzen 84

Erfahrungen mit Psychotherapeuten, Anthroposophen, Heilpraktikern 85

Die Wahl des »richtigen« Therapeuten 85
Positive Erfahrungen und Möglichkeiten 87
Negative Erfahrungen und Grenzen 88

Selbsthilfe und Selbsthilfegruppen 89

Informationen über Selbsthilfegruppen und Selbsthilfeorganisationen 90
Wie der Weg in eine bestehende Selbsthilfegruppe gefunden oder eine neue gegründet werden kann 91
Wie Treffen von Selbsthilfegruppen ablaufen und was man bei Schwierigkeiten tun kann 93
Was Selbsthilfegruppen bewirken 95
Möglichkeiten und Grenzen 97

Gesunde Ernährung 98

Schädigende Ernährungsgewohnheiten 98
Nahrungsmittelunverträglichkeiten – Nahrungsmittelallergien 100
Vollwertkost 102
Was ich bei Eiweiß-, Fett- oder Eisenmangel tun kann 105
Möglichkeiten und Grenzen 107

Wie Beziehungen die Heilung unterstützen 108

Ich brauche andere Menschen: Nähe und Verstehen 108
Wie ich mir im akuten Schub Hilfe wünsche 110
Es ist wichtig, daß Angehörige ihre Gefühle und Bedürfnisse ausdrücken 111
Beziehungen in Schule, Beruf, Freizeit 114
Die Eltern von erkrankten Kindern und Jugendlichen 115

Was ich tun kann – was ich lassen muß 118

Die eigene Lebensweise bewußt anschauen 118
Entspannung lernen und Heilung visualisieren 120
Gesundheitsfördernd entscheiden 123
Rechte und Pflichten im Gesundheitswesen kennen 124
Gesundheitspolitisch aktiv sein 125

Nachwort: Veränderungen sind schwer 127

Dank 129

Laborbefunde 130

Literatur 131

Adressen 134

Autorenverzeichnis 138

Sachregister 139

Vorwort

Ärztliches Wissen und Verhalten wird geprägt durch eine eigentümliche Mischung aus individuellen Erfahrungen und Summenweisheiten, in die Lehrmeinungen und aktuelle wissenschaftliche Aussagen modulierend eingehen. Aus der Vermittlung dieses Erfahrungsschatzes erwachsen Überzeugungskraft und Glaubwürdigkeit des Arztes. Gleichwohl bleibt ein mehr oder weniger großer Rest an Ungewißheit, um so mehr, je weniger sich das individuelle Schicksal des Patienten kalkulieren läßt. Dies gilt besonders für Krankheiten, deren Ursache wir nicht kennen und die sich damit einer kausalen Therapie verschließen. Es markiert dies auch jene bis zu einem gewissen Grade unauflösbare Distanz zwischen der subjektiven Wirklichkeit des Patienten, seinem Erleben und seiner Betroffenheit einerseits und der um objektive Einschätzung bemühten Haltung des Arztes zum anderen.

So notwendig eine solche Objektivität zur Entwicklung eines an den realen Krankheitsgegebenheiten orientierten Behandlungsplanes ist, so sehr kann sie im Widerspruch zu dem stehen, was der Patient als zumutbar empfindet. Mehr als bei irgendeiner Krankengruppe bin ich bei diesen Patienten von dem Maß ihrer Leidensfähigkeit bis hin zur Leidensnegation beeindruckt worden. Sie kann sich vehement in der Ablehnung zwingend notwendiger Eingriffe bis hin zur akuten Selbstgefährdung äußern.

Positiv bedeuten diese Bewältigungsstrategien die Fähigkeit, mit einer Krankheit zu leben. Dies ist aber auch eine notwendige Voraussetzung für alle Behandlungen. Solange es eine zuverlässige Heilung nicht gibt, muß sich alle Therapie daran messen lassen, ob es ihr gelingt, ein Leben mit der Krankheit zu ermöglichen. Konservative und operative Therapie sind dabei einander ergänzende, keine konkurrierenden Maßnahmen. Vorrang hat immer die konservative Behandlung. Erst wenn sie fehlschlägt, stellt sich die Frage einer operativen Korrektur.

Dieses – fast möchte ich sagen – Überlebenstraining ermöglicht den Betroffenen jedoch auch wie kaum einer anderen Gruppe, sich von Operationen zu erholen, ja geradezu aufzublühen. Erst hieran wird der Umfang der früheren Beeinträchtigung nacherlebbar. Es ist diese Erfahrung eine der besten Ausweise, die uns als behandelnde Ärzte auch schwerwiegende Opfer, wie etwa eine Stomaanlage, den Betroffenen zumuten läßt.

Auch wenn Spontanverläufe, weit häufiger aber noch nach operativen Maßnahmen Zustände eintreten, die einer – zumindest körperlichen – Heilung entsprechen, führen die Schwere des Krankheitsbildes, die latente

Bedrohung der eigenen Existenz und das ungewisse Schicksal, um nur einige gravierende Aspekte aufzugreifen, zu komplexen Reaktionen und bedingen eine vielschichtige Problematik. Diese zu bewältigen, reicht die Kraft des einzelnen oft nicht aus. Die Erfahrungen Gleichbetroffener, positiv verarbeitet, können hier sehr viel Gutes wirken und erwiesenermaßen professionelle Hilfe in einer Vielzahl der Fälle entbehrlich machen. Die Idee der Selbsthilfe, anfangs sicher häufig scheel beäugt, hat heute ihren berechtigten Platz bei chronischen Krankheiten und ihrer rehabilitativen Bewältigung. Das Besondere ist ja auch, daß sie nicht allein dem Hilfsbedürftigen zugute kommt, sondern auf den Helfenden zurückwirkt.

So stelle ich gerne dieses Vorwort einem Buch voran, das diese Gedanken weiterentwickelt. Ich tue dies um so bereitwilliger, als ich den Leidensweg des Herausgebers über einen langen Zeitraum miterlebt habe. Sein Weg kann exemplarisch die kritischen Positionen, enttäuschte Hoffnungen und erfolgreiches Bemühen, wieder Tritt fassen, belegen. Es mag nicht unproblematisch sein, wenn berufliche Qualifikationen gerade auch der Bewältigung eigener Krankheitserfahrungen dienen. Andererseits eröffnet dieses Zusammentreffen Einsichtsebenen, die sonst verschlossen bleiben würden.

So wünsche ich dem Buch jene glückliche Mischung aus selbstbetroffener Subjektivität und kritischer, das Allgemeingültige sicher erfassender Distanz, die ihm dann auch den im Interesse der Sache notwendigen Erfolg zukommen lassen wird.

R. Winkler

Zu diesem Buch

Seit meiner Jugendzeit bin ich von dieser seltsamen Darmerkrankung betroffen, die die Ärzte Morbus Crohn nennen. Seltsam war sie für mich besonders deshalb, da sich niemand so recht mit ihr auszukennen schien, die Beschwerden sich mal verbesserten und mal verschlechterten.

Schließlich merkte ich, daß ich Heilung nicht nur von außen erwarten durfte, sondern selbst etwas tun mußte. Das war vor sieben Jahren, als ich Mitglied einer Hamburger Morbus Crohn/Colitis ulcerosa-Selbsthilfegruppe wurde. Hier lernte ich, die Darmerkrankung im Zusammenhang mit meinem gesamten Leben zu verstehen. Meine Erfahrungen in dieser Gruppe habe ich in meinem ersten Buch zusammengefaßt (Tecker, Darmerkrankungen aus ganzheitlicher Sicht, 1985). Mittlerweile gibt es in Hamburg sieben Selbsthilfegruppen. Als Kontaktperson unserer Gruppe erhielt ich Anregungen und Informationen von vielen betroffenen Menschen.

Das vorliegende Buch basiert auf allen Erfahrungen und Informationen, die ich in der Begegnung mit Selbsthilfegruppenmitgliedern gemacht und erhalten habe. Der Titel »Mit der Darmerkrankung leben« heißt für mich, sehen zu lernen, was sich im Körper ereignet, welche naturwissenschaftlich-schulmedizinischen Erklärungen und Behandlungsmöglichkeiten es gibt. »Mit der Darmerkrankung leben« heißt für mich aber genauso, andere Zusammenhänge der Erkrankung in meinem Leben zu erkennen. Ich habe die Erfahrung gemacht, daß die Erkrankung für mich eine Chance war, meine Entwicklung neu zu begreifen und die Menschen um mich herum auf eine neue Weise wahrzunehmen und zu verstehen. In diesem Zusammenhang ist nötig, eindeutig erscheinende Begriffe wie »Krankheit«, »Ursache«, »Heilung« neu zu überdenken und zu bewerten. Das heißt auch, daß wir unsere Rolle als Patient, als Leidender und Duldender, neu verstehen müssen – und zwar als Handelnder und an der Gesundung Mitarbeitender. Denn wir als »Experten des Betroffenseins« haben »etwas zu sagen«.

Dieses Buch soll kein reines Informationsbuch sein, sondern mehr ein Lesebuch. Es soll Hilfe und Anregungen bieten für von der Erkrankung betroffene Menschen und ihre Angehörigen. Deshalb habe ich in dieses Buch auch Beiträge beruflicher Helfer aufgenommen, von denen ich denke, daß sie für Betroffene und ihre Angehörigen hilfreich sein können.

Darüber hinaus möchte ich bei beruflichen Helfern ein Nachdenken über die Situation der Betroffenen in Gang setzen und auch politisch zur Weiterentwicklung unseres Gesundheitssystems im Sinne der Betroffenen anregen.

Georg Tecker

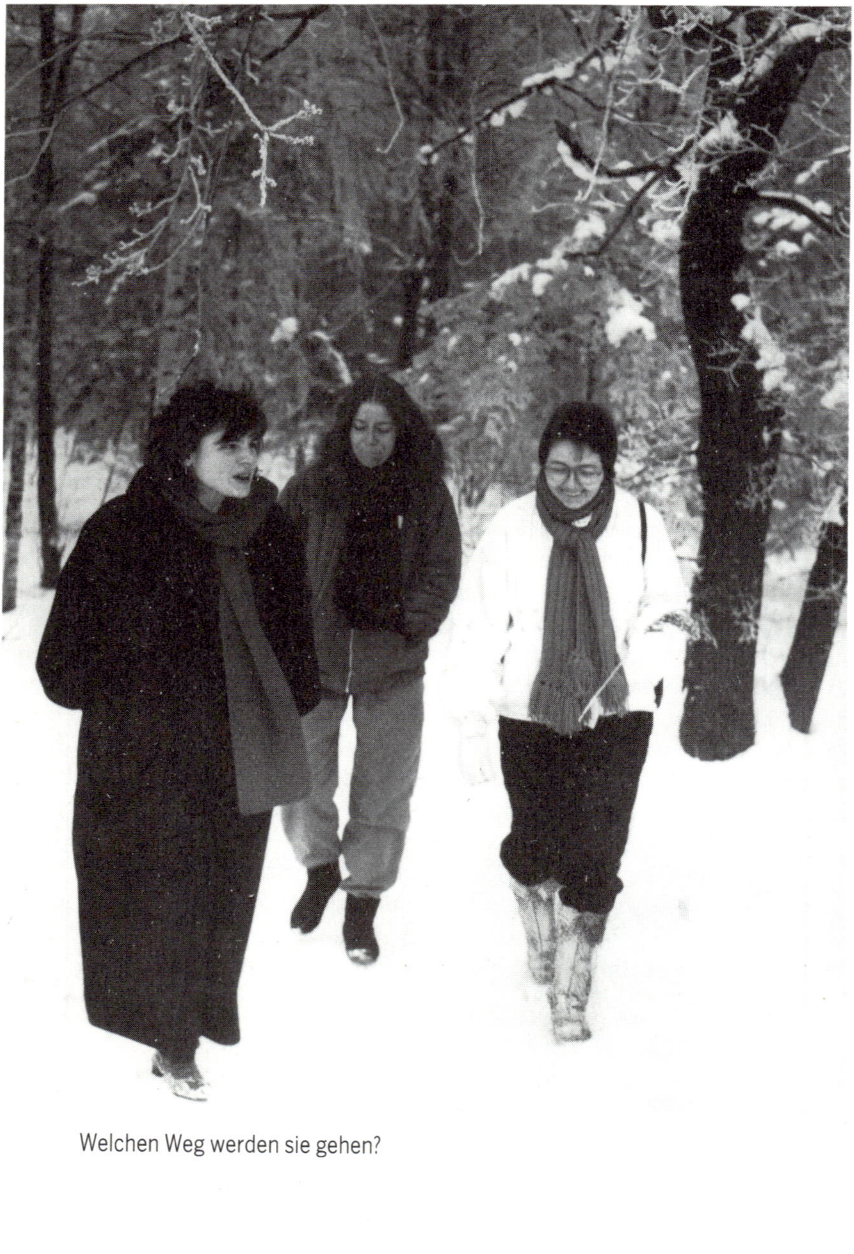

Welchen Weg werden sie gehen?

Krankheit und Krankheitsverlauf

In der Schulmedizin wird »Krankheit« durch eine Reihe von Störungen der Körperfunktionen und der Organstrukturen beschrieben. Bestimmte Störungen bilden ein bestimmtes Krankheitsbild, das einen eigenen Namen bekommt, wie zum Beispiel Morbus Crohn.

Doch so einfach ist es nicht, da Krankheit nicht nur eine körperliche Störung bedeutet. Sie entsteht und verläuft im Zusammenhang mit unterschiedlichsten Lebens- und Umweltbedingungen. Das heißt dann aber, daß nicht nur die körperliche Störung behandelt werden muß, sondern daß Veränderungen in der Mensch-Umwelt-Beziehung notwendig werden, um das Erkrankungsrisiko auf Dauer zu vermindern.

Das will ich am Beispiel »Fieber« bei einer Grippe verdeutlichen. Einerseits kann ich das Fieber mit Medikamenten oder Kälteanwendung senken. Andererseits könnte ich längerfristig einem Auftreten von fieberhaften Infekten durch Stärkung der Abwehrkräfte entgegenwirken, indem ich etwa für warme Kleidung und ausreichenden Nachtschlaf sorge. Die Betrachtung der Entstehungsumstände hilft mir herauszufinden, welche Bedingungen verändert werden können, so daß das Auftreten von Fieber seltener wird.

Diese Sichtweise und die damit verbundenen Verhaltensänderungen führen zu einem anderen Erleben und Verstehen des Krankheitsverlaufs.

Morbus Crohn – Colitis ulcerosa

Morbus Crohn und *Colitis ulcerosa* sind Namen für chronisch entzündliche Darmerkrankungen.

Entzündliche Erkrankungen des Darmes hat es in der Geschichte der Menschheit immer schon gegeben. Durch die Spezialisierung der Medizin als Naturwissenschaft in den letzten hundert Jahren konnten unterschiedliche Erkrankungstypen festgestellt, unterteilt und beschrieben werden. So gelang es etwa, Colitis ulcerosa von Darmtyphus und Darmtuberkulose abzugrenzen, die heute in Westeuropa nur noch selten vorkommen. Hierbei half die Entdeckung des Röntgenverfahrens und des Lichtmikroskops, durch die bestimmte Veränderungen der Darmschleimhaut und der Darmzellen sichtbar gemacht werden konnten.

Erst im Jahre 1932 stellte der amerikanische Arzt Burril B. Crohn fest, daß es neben dem Krankheitsbild der Colitis ulcerosa, bei der die Entzündung allein auf den Dickdarm beschränkt ist (Colitis = Entzündung des Dickdarmes; ulcerosa = mit Geschwüren verbunden), ein anderes Krankheitsbild geben muß. Diese Erkrankung, die meist im unteren Teil des Dünndarms, aber auch vom Mund bis zum After vorkommen kann, ist nach ihrem Entdecker Crohn benannt (Morbus = Krankheit).

Manchmal ist es schwierig, diese beiden Erkrankungstypen genau voneinander zu unterscheiden.

Hinweis: Zur Diagnose der Darmerkrankung, s. S. 43.

Während man früher bei entzündlichen Veränderungen schnell operiert hat, versucht man heute, möglichst viel vom Darm zu erhalten.

Hinweis: Zu chirurgischen Fragen, s. S. 57.

Die Verdauungsorgane und ihre Funktionen

Die *Verdauung* dient der Aufspaltung der Nahrungsstoffe. Sie erfolgt auf mechanischem (Kauen, Darmbewegungen) und chemischen Wege. Dazu liefern bestimmte Drüsen (Speicheldrüsen, Magen, Bauchspeicheldrüse) ihre Verdauungssäfte.

Die Vorverdauung beginnt in Mund und Magen. Im Magen zersetzt der Magensaft den Eiweißanteil der Speisen. In den Zwölffingerdarm wird der Saft der Bauchspeicheldrüse abgesondert, der Kohlenhydrate, Eiweißstoffe und Fette aufspaltet. (Erklärung der Nährstoffe, S. 105)

In den Zwölffingerdarm wird auch Galle abgesondert, die die Verdauung der Fette ermöglicht. Die Endverdauung der Eiweißstoffe und Kohlenhydrate erfolgt im engsten Kontakt mit der Darmzelle. Die aufgespaltenen Nährstoffe können so ins Blut aufgenommen werden.

Aufnahme ins Blut: Im oberen Dünndarm werden die aufgespaltenen Kohlenhydrate, Eiweißbausteine und Fette aufgenommen (resorbiert). Im Dickdarm werden Wasser und Mineralstoffe aufgenommen und der Stuhl so eingedickt.

Wenn die Darmfunktionen durch die Erkrankung beeinträchtigt sind, können bestimmte Stoffe im Blut fehlen.

Hinweis: Funktionseinschränkungen und Mangelzustände, S. 50.

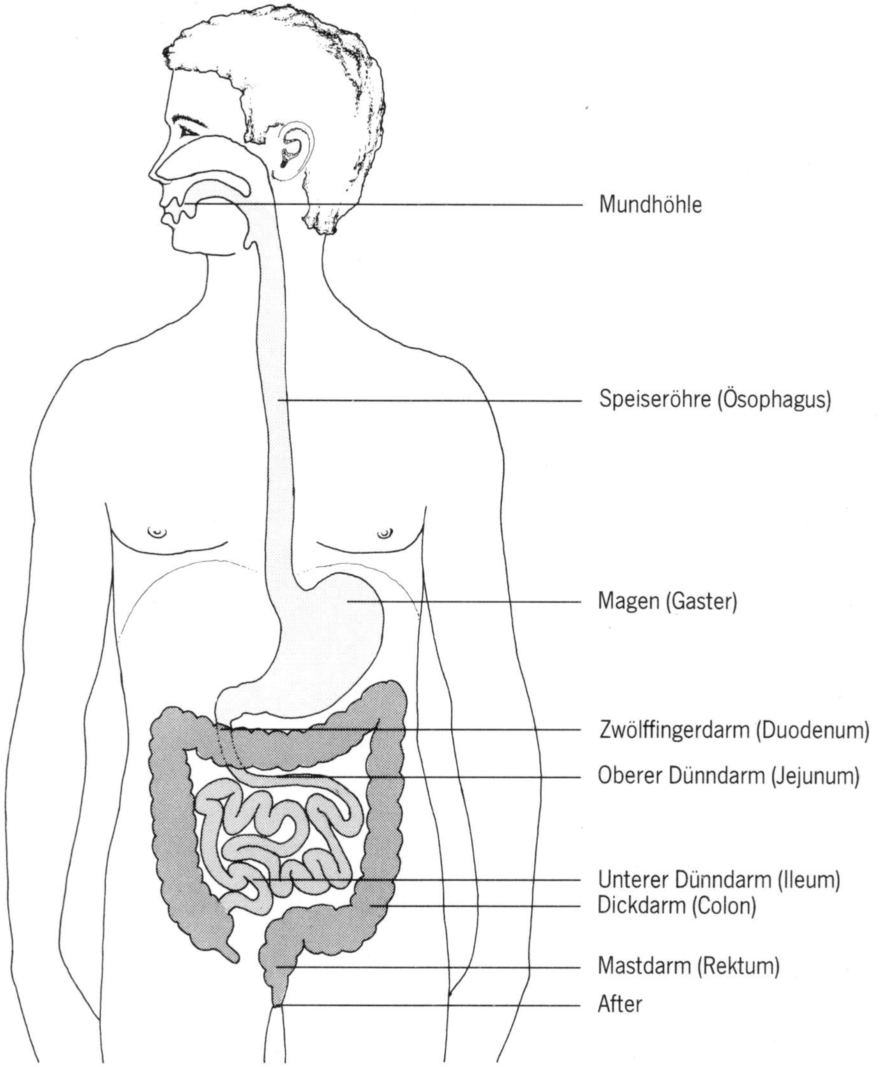

Abb. 1 Der Verdauungstrakt des Menschen

Ausscheidung: Im Mastdarm wird der Stuhl gesammelt und dann als Stuhlgang durch den After abgegeben.

Oft vergessene Besonderheiten: Im Dickdarm befindet sich eine nützliche Bakterienflora. Ihre Zusammensetzung ist wichtig für die Stabilität der Abwehrkräfte im Darm. Streß und Belastungen wirken bekanntermaßen auf Magen und Darm ein. Weniger bekannt ist, daß durch die Darmbewegungen Energie frei wird und Aggressionen entladen werden können (s. dazu G. Boyesen, 1987)[1].

Das Bild der körperlichen Beschwerden

Das Bild der körperlichen Beschwerden ist sehr unterschiedlich. So können vor Diagnosestellung der Darmerkrankung etwa entzündliche Veränderungen an Haut oder Augen sichtbar sein, ebenso wie ein Magengeschwür, eine Blinddarmentzündung, erhöhte Körpertemperatur oder häufige Müdigkeit.

Da die einzelnen Symptome von Ärzten oft nicht zusammen gesehen werden, vergehen auch deshalb oft Jahre bis zur endgültigen Diagnose. Tatsächlich können Veränderungen an den Gelenken, an der Haut von Mund, Auge oder anderen Körperpartien Begleiterscheinungen der entzündlichen Darmerkrankung sein. Manche betroffene Menschen sind auch lange Zeit ohne diese Begleiterscheinungen.

Wesentlicher wirken auf unser Leben meistens die körperlichen Symptome, die *direkt* mit den entzündlichen Veränderungen des Darmes zusammenhängen: die Leitsymptome. Die Leitsymptome Durchfall und Bauchschmerzen zeigen sich manchmal bereits zur Zeit der Diagnose der Erkrankung, fast immer aber in der Zeit des akuten Schubes. (Erklärung »akuter Schub« S. 11)

Aus der Beschaffenheit des Stuhls und der Art der Bauchschmerzen können Rückschlüsse gezogen werden, welcher Teil des Darmes betroffen ist. Eine Verstopfung kann etwa vorliegen, wenn der Mastdarm betroffen ist. Bauchschmerzen können krampfartig oder auch langdauernd auftreten.

Hinweis: Beschreibung der einzelnen Krankheitserscheinungen, S. 43.

Von vielen Ärzten wird nicht gesehen, daß jedes Symptom auch ein Signal ist und unser gesamtes Befinden ausdrückt.

[1] Genaue Angaben zur Literatur befinden sich am Ende des Buches

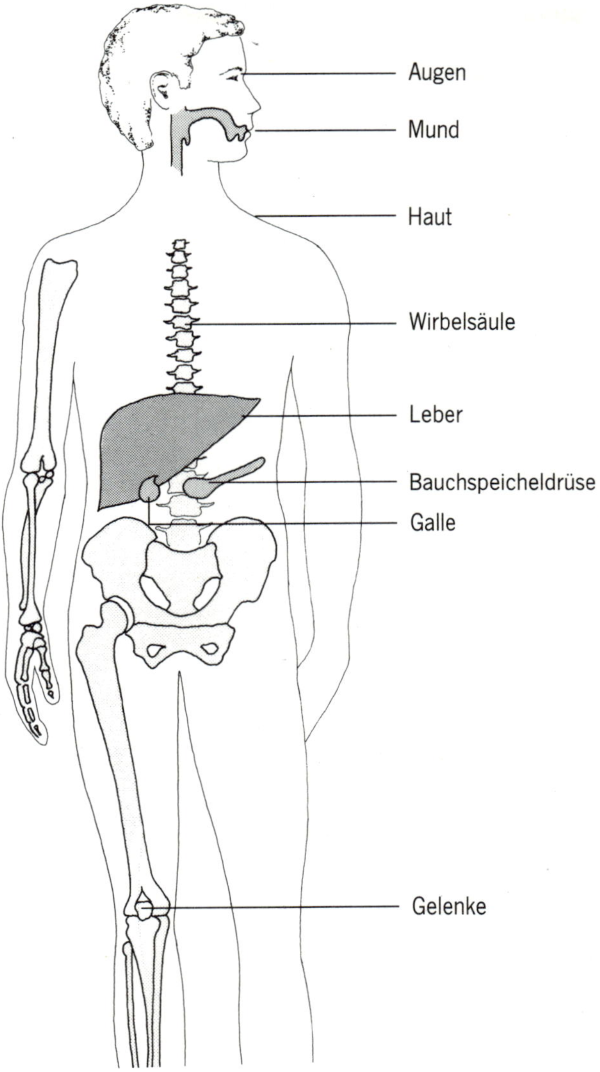

Abb. 2 Mögliche Beteiligung anderer Organe bei entzündlichen Darmerkrankungen

Die Erkrankung betrifft den ganzen Menschen

Körperliche Beschwerden beeinflussen den ganzen Menschen, da sie immer wieder Energien binden und Aufmerksamkeit auf sich lenken. Ebenso werden die Symptome durch äußere Situationen beeinflußt. Daher soll hier der ganze Mensch mit seinen Ängsten und Freuden und mit seinen sozialen Beziehungen ins Blickfeld rücken.

Mit dem Wort »ganz« oder »ganzheitlich« meine ich eine andere Sichtweise der Symptome und ein neues Verständnis unserer Lebenszusammenhänge. Um das zu verdeutlichen, will ich ihr die medizinische Sichtweise gegenüberstellen.

Die Medizin sieht die Symptome als Folge der Entzündung im Darm. Sie sind eine Bedrohung und stören unseren gewohnten Lebensweg. Die medizinische Behandlung hilft uns, indem sie die Symptome mit Medikamenten unterdrückt. Sie unterdrückt aber auch den Ausdrucksgehalt, kann uns so in »falsche« Sicherheit wiegen und zu »leichtsinnigem« Verhalten veranlassen. Denn in Fieber, Müdigkeit, Bauchschmerzen, Angstschweiß oder anderen Symptomen drückt sich immer auch unsere »Körpersprache« aus, deren Inhalt uns (noch) nicht bewußt ist. Symptome sind ein Signal, haben eine Bedeutung und weisen uns etwa darauf hin: »Setz dich nicht so unter Druck!« »Laß mal los von alten Idealvorstellungen!« »Probier mal etwas Neues!«

Hinweis: Zur individuellen Bedeutung der Symptome, S. 30.

Das ganzheitliche Verständnis beinhaltet eine Chance: Ich kann in gewissem Umfang auf mein seelisches Befinden und die Symptome Einfluß nehmen. Ich kann die Lebensbedingungen, die mich belasten, die Einstellungen, die mich hindern, glücklich zu leben, feststellen und kleine Schritte aus der Krankheit herausgehen. Nur so kann man verstehen, wenn Claudia (26 Jahre) sagt: »Ich möchte die Zeit der Erkrankung nicht aus meinem Leben streichen. Sie war ein wichtiger Weg zu meinem Leben.«

Hinweise, wie Betroffene aktiv mit ihrer Erkrankung umgegangen sind:

- Erfahrungen in Selbsthilfegruppen, S. 89.
- Übungen, um Heilung zu visualisieren, S. 120.
- Suche nach Zusammenhängen der Erkrankung, S. 26.

Das hat auch Konsequenzen auf die Zusammenarbeit mit dem Arzt. Ein Mitglied unserer Selbsthilfegruppe benennt das so: »Während ich vorher meine Erkrankung allein Experten zur Verfügung stellen wollte, damit sie mich behandeln, sehe ich mich jetzt auch als Handelnden, der Verantwortung übernehmen will.«

Indem wir Krankheit in unserem Leben anders verstehen, können wir auch Heilung anders verstehen. Wenn ich ganz persönlich an Heilung denke, meine ich nicht die schulmedizinische Sichtweise. Sie hält eine Heilung bei Morbus Crohn nicht und eine Heilung bei Colitis ulcerosa nur bei vollständiger Entfernung des Dickdarmes für möglich.

Ich verstehe »Heilung« als heil-werden, als ganz-werden. Dazu gehört, die Teile zusammen-zu-sehen, uns unserer vergangenen und jetzigen Lebensweise bewußt zu werden. Je mehr wir dabei unsere »innere Stimme« wahrnehmen, umso eher können wir dann etwa das Wiedererscheinen eines Symptoms für eine Klärung seelischer Probleme nutzen.

Im Prinzip gibt es aber viele Ansatzpunkte zum Handeln. So kann es etwa anstehen, ein schon lange hinausgezögertes Telefongespräch zu führen, oder sich selbst durch einen Blumenstrauß oder dergleichen wichtig zu nehmen und belohnen zu lernen.

Krankheitsverlauf

Drei Begriffe möchte ich zu Beginn erklären:

Chronisch: Mit dem Begriff »chronisch« wird in der Schulmedizin die Möglichkeit bezeichnet, daß die Symptome jederzeit auftreten können, wenn die Diagnose einmal gestellt worden ist. Hierzu gehört auch ein charakteristischer Verlauf: Viele chronische Erkrankungen neigen wie die Darmentzündung dazu, schubweise aufzutreten.

Akuter Schub: »Akuter Schub« wird die Phase erhöhter Entzündungsaktivität genannt, die meist mit stärkeren Beschwerden einhergeht.

Ruhephase: Die Phase weitgehender Beschwerdefreiheit und verringerter Entzündungsaktivität bezeichnen Ärzte als »Ruhephase« (Remissionsphase). Die Erkrankungen können mehrere Jahre ruhen, aber auch durch häufige Entzündungsschübe mit ausgeprägten Beschwerden und Komplikationen gekennzeichnet sein.

Ich habe schon darauf hingewiesen, daß der Krankheitsverlauf bei jedem Betroffenen unterschiedlich sein kann. Die Frage aber, die uns Betroffene ständig beschäftigt, nämlich wieso der Verlauf so unterschiedlich ist und warum gerade wir krank geworden sind, werden von Schulmedizinern nicht beantwortet, sofern sie sich nur mit den isolierten Symptomen unserer Erkrankung beschäftigen.

Wir fragen uns:

- Wann und wodurch kommt es zu einem akuten Schub?
- Wovon ist der Verlauf der Erkrankung abhängig?

Welche Antworten haben sich Betroffene auf diese Fragen gegeben?

Zu der Frage, wodurch es zu einem akuten Schub gekommen ist, sagen viele Selbsthilfegruppenmitglieder, daß sie seelischen und/oder körperlichen Belastungen ausgesetzt waren. Einige sprechen auch von einer akuten Krise in ihrem Leben. Manchen Betroffenen fällt es auf Nachfrage leicht, einen Zusammenhang zwischen der eigenen Erkrankung und der damaligen Lebenssituation zu finden.

Astrid, 34 Jahre (Morbus Crohn), sieht als einen Grund, daß sie ihre Erkrankung lange Zeit nicht wahrhaben wollte: »Nachdem ich aus dem Krankenhaus entlassen wurde, lebte ich so, als ob nichts gewesen wäre. Ich lebte über meine Kräfte. Dann bekam ich sehr schnell neue Schübe.«

Karin, 28 (Colitis ulcerosa), entdeckt einen anderen Zusammenhang: »Ich bemerkte vor einem Schub eine unbestimmte Traurigkeit in mir. Ich fühlte mich abgeschnitten von der Welt und konnte mir keine Hilfe holen. Der Schub brachte mich mit mir in Kontakt. Ich spürte mein Elend am eigenen Körper und entdeckte erst so einen Weg heraus.«

Ich glaube, daß jeder von uns aufgrund seiner eigenen Lebensgeschichte unterschiedliche Situationen und Erfahrungen als belastend empfindet. Da Belastungen uns häufig nicht bewußt sind, müssen wir zu verstehen suchen, durch welche Verhaltensweisen und Einstellungen wir die Erkrankung auch unbewußt unterstützen.

Hinweis: Zur Aufrechterhaltung der Erkrankung, S. 32.

Der Verlauf der eigenen Erkrankung wird von betroffenen Menschen in unterschiedlichem Zusammanhang gesehen.

So können Verschlimmerungen, wie vermehrter Durchfall, Darmbluten oder Bauchschmerzen, vor oder nach Belastungen auftreten. Wenn sie vor unangenehmen Situationen auftreten, so berichten einige, dann fühlten sie sich traurig und verzweifelt und einer Situation nicht gewachsen. Andere erzählen von zu vielen überraschenden Anforderungen und dem eigenen Anspruch, nicht zu versagen. Bei manchen können nach belastenden Situationen – wie etwa einem Autounfall – auch Wochen und Monate vergehen, bis es zu Verschlimmerungen kommt.

Gemeinsam ist allen Situationen, daß wir unsere Gefühle nicht mit- (anderen) teilen und ausdrücken können und der Darm diese Gefühle ausdrückt. Der Krankheitsverlauf ist vom Wahrnehmen und Ernstnehmen der ersten und weiteren Hinweise abhängig.

Manche Betroffene leben schon lange im Schub. Sie benennen viele gleichzeitige Probleme oder sind sich auch keiner Probleme bewußt. Manchmal wird es durch Medikamenteneinnahme erschwert, Zusammenhänge zu bemerken. Sie können aber auch schwerer zugänglich werden, wenn die körperlichen Probleme überhand nehmen. Wenn wir auf jede Belastung mit Symptomen reagieren, ist es schwieriger, Fragen zu stellen und Antworten zu finden.

Besserungen im Krankheitsverlauf faßt *Tinka* ganz kurz zusammen: »Weniger Streß – mehr Ausgeglichenheit – weniger Symptome«. Indem wir auf unsere Lebensweise achten, eröffnen wir die Chance, die »Ruhephase« der Erkrankung zu verlängern. Betroffene berichten, daß dabei etwa eine Änderung von Einstellung und Verhalten, eine Ernährungsumstellung, eine längere Einnahme von Astronautenkost, die Einnahme von Medikamenten oder eine Operation, eine Psychotherapie oder auch Gespräche mit Betroffenen geholfen haben.

Nach diesen Ausführungen kann der schulmedizinische Begriff »chronisch« – zur Beschreibung des biologischen Ausdrucks der Erkrankung – auch eine Anregung sein, neue Zusammenhänge des eigenen Krankseins kennenzulernen und damit auch mögliche Wege zur eigenen Gesundung.

Persönliche Erlebens- und Verarbeitungsweisen

Je stärker wir von der Erkrankung betroffen sind, um so mehr sind uns die Folgen bewußt. Sie betreffen unser gesamtes Leben: Nicht wissen, was im Körper vor sich geht, Schmerzen, Angst vor einer Verschlimmerung, intensive Selbstbeobachtung, Energielosigkeit, Stimmungsschwankungen, Beziehungskrisen. Wir sind dazu gezwungen, diese neuen Erfahrungen in unser Verständnis vom Leben aufzunehmen und einzuordnen. Wenn sie uns aber zu stark ängstigen und auf nicht geliebte Einsichten hinweisen, verdrängen wir sie aus dem Bewußtsein. Das kann ein Schutz davor sein, sich total in Frage zu stellen. Wie wir mit uns umgehen, hat Einfluß auf den Krankheitsverlauf, auch wenn sich manchmal eine Eigendynamik entwikkelt und die körperlichen Probleme in den Vordergrund treten.

Im folgenden will ich Betroffene zu Wort kommen lassen, wie sie versuchen, mit ihrer Krankheit zu leben. Vielleicht erleichtern diese Berichte, mit anderen über die eigene Situation zu reden und über das Verhältnis zur Krankheit nachzudenken. Ich möchte durch die Berichte Mut machen, neue Wege zu erproben.

Die innere Ablehnung der Erkrankung

»Daß ich selbst schwer krank sein könnte, das habe ich nie für möglich gehalten«

Kranksein wird in unserer Kultur als ein Zustand begriffen, der nicht sein darf, den der Betroffene möglichst schnell beseitigen lassen muß. Kranksein wird von uns selbst als Kontrollverlust über den eigenen Körper und seine Reaktionen, als Abhängigkeit und Unterlegenheit erlebt.

Wie kommt es zur inneren Ablehnung der Erkrankung?

Adrienne: »Ich habe schon vor dem Schub meinen Körper kaum wahrgenommen und wie eine Maschine behandelt. Ich habe ihn nur bemerkt, wenn etwas nicht stimmte.« Vor dem Schub bagatellisieren Betroffene häufig ihre Beschwerden wie Bauchschmerzen und Fieber und haben gleich eine Erklärung dafür: Es ist eben eine zu enge Hose, die drückt, oder eine Grippe, die Beschwerden bereitet.

Im Schub werden die Beschwerden oft als stark belastend erlebt. *Tinka:* »Die Erkrankung ist ein Störfaktor, da sie mich an vielen Aktivitäten hindert. Immer muß eine Toilette in Reichweite sein. Ich bin niedergeschlagen und traurig, da ich nicht mehr leistungsfähig bin.«

Schuldgefühle: Viele Betroffene versuchen sich immer wieder zu beweisen, daß sie trotz Durchfall und Bauchschmerzen genauso leistungsfähig wie die anderen Menschen sind. »Ich kann mir und meinem geschwächten Körper keine Ruhe geben.« Psychotherapeuten sprechen in diesem Zusammenhang von der »Krankheit«, nicht krank sein zu dürfen.

Die starke Abhängigkeit von der eigenen Leistung und der Bestätigung durch andere Menschen weist auf die fragwürdige Idealisierung von Leistung in unserer Gesellschaft hin: Krankheit gilt als Schwäche und nicht als ein notwendiger Anpassungsprozeß, wenn die Grenzen der eigenen Leistungsfähigkeit überschritten wurde.

Hinweis: zu den Normen unserer Gesellschaft, S. 27.

Zu der Angst, nicht mehr leistungsfähig zu sein, kommt die Angst anderen zur Last zu fallen.

Minderwertigkeitsgefühle: *Hedwig* (Morbus Crohn) äußert sich in der Zeit des Schubes: »Ich fühle mich als nicht mehr attraktiv. Ich bin abgemagert, antriebslos und niedergeschlagen.« Lore sagt zu ihren Bauchschmerzen: »Mich quält der aufgeblähte Bauch, der mich äußerlich verunstaltet«. Verbunden mit einer Ablehnung von sich selbst sind immer starke Schamgefühle.

Schamgefühle: *Hedwig* erzählt: »Ich schäme mich wegen des Durchfalls und finde mich ekelig mit Fisteln. Da ich den Stuhl manchmal nicht halten kann, bin ich sehr zurückhaltend geworden.«

In Zeiten stärkerer Betroffenheit sind erkrankte Menschen häufig in negativen Gedankengängen gefangen. Auch werden alte, unerfreuliche Erlebnisse aktualisiert. *Sabine* (Colitis ulcerosa): »In meiner Kindheit und später habe ich mich als Belastung empfunden. Ich kann mir keine Hilfe holen und habe Angst, anderen lästig zu sein. Die Ungewißheit, ob es besser wird, läßt mich resignieren.«

Die Art des Erlebens des Krankseins weist auf eigene Einstellungen und Werte hin. Die Erkrankung lehnen wir besonders dann ab, wenn sie mit dem Selbstbild nicht übereinstimmt.

Bei manchen Betroffenen stehen weniger die Beschwerden als die Angst vor einem möglichen Schub oder der Verschlechterung ihrer Beschwerden im Vordergrund. Es ist wichtig, die Bedeutung der Angst zu verstehen. Wird sie unterdrückt, besteht die Gefahr, daß sie untergründig weiterwirkt und die Beschwerden sich dadurch verschlimmern.

Wege zum Annehmen der Erkrankung

Die innere Ablehnung der Erkrankung kostet uns viel Kraft und isoliert uns von eigenen Gefühlen und anderen Menschen. Dadurch wird eine Heilung erschwert. Wir müssen die Erkrankung annehmen lernen.

Auf dem Wege zum Annehmen der Erkrankung durchlaufen Betroffene verschiedene Phasen. Am Anfang stehen meist das Ignorieren von Schwäche und das Ankämpfen gegen die Beschwerden. Bei Verschlimmerungen entstehen Ängste. Längere Phasen von Krankheit gehen mit Wut, Traurigkeit und Niedergeschlagenheit einher. Allerdings stehen bei jedem Betroffenen unterschiedliche Erlebnisse und Gefühle im Vordergrund.

Hinweis: Claudia Storz beschreibt in ihrem Roman »Jessica mit Konstruktionsfehlern« ihre Entwicklung.

Wovon ist der Weg zum Annehmen der Erkrankung abhängig?

Die Beeinträchtigung durch die Beschwerden

Lore, die seit längerer Zeit immer wieder von stärkeren Beschwerden betroffen ist: »Es geht auf und ab, und wie beim Verlauf der Erkrankung gibt es Höhen und Tiefen.« Andere Betroffene, die glauben, ihre Erkrankung angenommen zu haben, berichten, daß sie bei Verschlimmerungen erneut Phasen der Ablehnung der Krankheit durchlaufen. Daraus wird verständlich, daß die Verarbeitung der Erkrankung bei vielen nie einen endgültigen Abschluß findet.

Der Umgang mit Krankheit und Beschwerden

Um die Erkrankung anzunehmen, muß der Betroffene Krankheit als Teil des eigenen Lebens akzeptieren lernen. *Claudia:* »Für mich ist wichtig, in Beziehungen zu sagen, daß ich krank bin. Ich erlebe, daß dadurch mein Wert sich nicht mindert. Andererseits muß ich aufpassen, mich nicht über Krankheit zu definieren und sie als Ausrede zu gebrauchen.«

Hier wird deutlich, daß Krankheit immer zwei Seiten hat: Einerseits erhalten wir durch sie Hinweise, wie wir mit uns umgehen. So verstanden ist sie eine Leistung unseres Körpers, um uns an bestimmte Bedingungen anzupassen und etwa Wünsche nach Ruhe und Zuwendung zu erfüllen. Auf der anderen Seite halten wir an Krankheit fest, wenn wir unsere Wün-

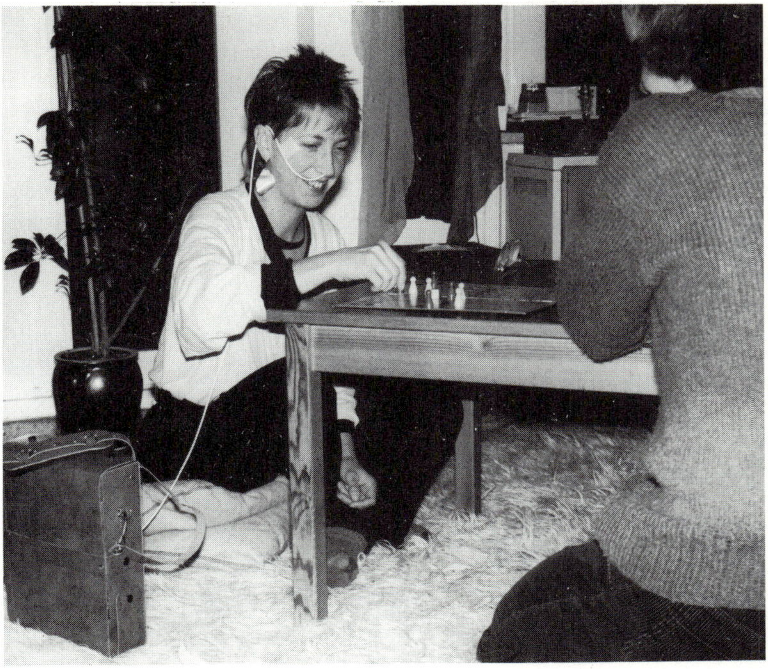

Abb. 3 Astronautenkost aus der Umhängetasche. Die Sondennahrung tropft über ein Pumpsystem kontinuierlich in den Darm. Der Schlauch kann unter der Kleidung und mit hautfarbenem Plast zwischen Nase und Ohr unauffällig getragen werden. Die Tasche bietet volle Beweglichkeit.

sche nicht im täglichen Leben verwirklichen lernen. Sich über Krankheit zu definieren ist auf Dauer genauso schädlich wie gegen sie anzukämpfen.

Das Wahrnehmen der Gefühle und die Änderung des Bildes von sich

Im Verlaufe der Erkrankung entsteht die Frage »Warum bin gerade ich erkrankt?« Dadurch treten in ihrer Intensität neue Gefühle in den Vordergrund.

Viele berichten von Traurigkeit über die Erkrankung, über eine Operation, die Narben hinterlassen hat, Traurigkeit über den eigenen Körper, der nicht mehr so wie früher ist. *Hedwig:* »Ich habe nicht diesen Idealkörper, wie ich ihn mir immer gewünscht habe. Zu meiner Traurigkeit darüber habe ich erkannt, daß wir uns alle danach bewerten, wie toll und attraktiv wir aussehen.« Wer der Frage »Warum ich?« nachgeht, wird auch auf seine Wut stoßen. *Norbert* (Morbus Crohn): »Ich habe nie gedacht, daß in mir soviel Wut gegen mich und die Umgebung steckt. Langsam akzeptiere ich, daß ich nicht mehr so wie früher bin.«

Auf dem Wege zum Annehmen der Erkrankung werden sich manche Betroffene ihrer Ängste bewußt. *Hedwig:* »Lange Zeit habe ich so gelebt, als ob mir niemand etwas anhaben könnte. Es ist wichtig, mir zuzugestehen, daß ich Angst habe, Angst allein gelassen zu werden und allein zu bleiben. Diese Erkenntnis hat mich offener gemacht.«

Der Umgang mit der Vergangenheit

Zum Annehmen der Krankheit gehört neben dem Wahrnehmen von Gefühlen auch die Suche nach Gründen. Wichtig ist dabei, mit der Schuldzuweisung gegen sich und andere aufzuhören. Der Ausgangspunkt für eine fruchtbringende Beschäftigung muß das Aussöhnen mit der Vergangenheit sein und das In-die-Hand-Nehmen des jetzigen Lebens.

Hinweis: Die eigene Lebensweise bewußt anschauen, S. 118.

Reaktionen und Hilfen anderer Menschen

Sich selbst annehmen und damit auch die eigene Vergangenheit, braucht Zeit. Dabei können die gesellschaftliche Isolierung und Reaktionen anderer Menschen hinderlich wirken. Diese Skepsis drückt *Marens* (Morbus Crohn) Frage aus: »Wenn ich mich ändere, bleibt immer noch die Ungewißheit, wie die Umgebung reagiert.«

Was hat geholfen, die Erkrankung zu verarbeiten? Die meisten Betroffenen nennen hier an erster Stelle Verständnis. Das bewußtere Wahrnehmen von Gefühlen eröffnet den Kontakt zu anderen Menschen.

Betroffene benennen etwa: verständnisvolle Angehörige und Freunde, Erfahrungen in einer Psychotherapie, Informationen von Ärzten oder einen Erfahrungs- und Informationsaustausch mit ebenso betroffenen Menschen.

Die Antworten von zwei Selbsthilfegruppenmitgliedern möchte ich an den Schluß stellen. *Kathrin* (Colitis ulcerosa): »Geholfen haben Informationen und mein Wissen, daß es anderen genauso schlecht gegangen ist und sie sich erholt haben. Dadurch habe ich begriffen, daß ich mir selbst helfen kann.« *Petra* (Morbus Crohn): »Seit ich mir verhältnismäßig sicher bin, daß die Erkrankung zwar unangenehm, aber nicht lebensbedrohlich ist, bin ich ruhiger.«

Hier ist eigentlich ein ganzes Buch zum Weiterarbeiten nötig. Denn es gibt viele Ansatzpunkte zum Handeln. In vielen folgenden Kapiteln habe ich Möglichkeiten zum Annehmen der Erkrankung beschrieben.

Beziehungen zu Angehörigen und Freunden ändern sich

Wir leben alle in einem Beziehungsgeflecht. Wenn einer erkrankt, machen alle neue Erfahrungen und ändern ihr Verhalten: der/die Betroffene, der/die Partner/in, Kinder, Eltern und Freunde/Freundinnen.

Hinweis: Die Eltern von erkrankten Kindern und Jugendlichen, S. 115.

Auseinander-Leben von Betroffenen und Freunden

Die Krankheit bringt meist einen innerlichen Rückzug bei Betroffenen und Freunden mit sich. *Bernard* (Colitis ulcerosa): »Alte Freunde reagieren verständnislos. Ich solle mich zusammenreißen und nicht stets an die Krankheit denken.« *Tinka:* »Die meisten wollen nicht wahrhaben und glauben, daß ich krank bin. Nur wenige können sich darauf einlassen und mir zuhören.« So können Freundschaften keinen Bestand mehr haben. Meist braucht es Zeit, neue Freunde zu finden.

Die Beziehung zum Partner ändert sich: Durch das Erleben der Krankheit entstehen beim Angehörigen neue Gefühle. *Hans,* Partner von *Elke* (Morbus Crohn): »Ich kannte meine Frau damals erst ein Jahr, als sie erkrankte. Sie war in ihren Stimmungen sehr wechselhaft und ich konnte ihr nichts recht machen. Ich war traurig darüber und hatte Angst, daß die Beziehung in die Brüche gehen könnte. Doch darüber konnte ich nicht reden.« Während *Hans* sich zurückzieht, löst bei *Peter,* dem Freund von *Gertrud* (Colitis ulcerosa), deren Verhalten Wut aus: »*Gertrud* ging trotz Schub unwahrscheinlich hart mich sich um. Ich konnte das nicht ertragen und wurde ihr gegenüber sehr aggressiv.«

Da wir in einem vielfältigen Beziehungsgeflecht leben, ist es wichtig, über die Auswirkungen der Erkrankung zu reden und Empfindungen und Eindrücke zu äußern.

Im Umgang miteinander geht es besonders um ein Gleichgewicht zwischen Hilfe fordern und annehmen können auf seiten des Betroffenen und Hilfe geben zu können, ohne zu entmündigen, auf der Seite des Partners. *Astrid:* »Nach meiner Erkrankung habe ich geheiratet. Als sich dann mein Mann nur für mich aufopferte, wurde ich immer mehr krank. Als ich merkte, daß ich mit der Zeit immer weniger konnte, mein Mann aber sein Verhalten nicht änderte, da haben wir uns getrennt.« Diese Verhaltensweise mag für viele unverständlich sein, die sich allein als Erkrankte sehen, die Hilfe brauchen. Zu viel Rücksicht und übermäßiges Behüten können die Hilflosigkeit und Passivität des Betroffenen verstärken.

Aber auch der gesunde Partner darf sein selbständiges Leben nicht aufgeben. Ich erinnere mich an eine Mutter, die ihren 20jährigen Sohn seit Monaten am Krankenbett versorgte, sich dabei aber so zurückstellte, daß sie 30 Pfund an Gewicht verlor.

Der Umgang mit Hilfe weist beide Partner darauf hin, welche Erfahrungen der einzelne mit Abhängigkeit in seinem Leben gemacht hat und wie weit daraus die eigene Selbständigkeit wachsen konnte.

Die Krankheit bewältigen: Im Verlauf der Erkrankung tritt oft die Frage auf, wie sich die Partner selbst und gegenseitig ertragen können. Zu mir sagte eine Freundin im letzten Schub vor acht Jahren, daß sie es nicht ertragen könne, wie ich leide, und sie immer die Starke sein müsse. Das hat mich stark getroffen. So kam es auch zur Beendigung der Beziehung.

Im Verlauf einer Beziehung ist es zeitweise nötig, sich besonders mit eigenen und gegenseitigen Idealen auseinanderzusetzen. Betroffene fürchten häufig, wegen ihrer gegenwärtigen Krankheitserscheinungen abgelehnt zu werden. Eine betroffene Frau sagt dazu, daß sie viel Zeit brauchte, um sich überhaupt einem neuen Partner zuzumuten.

Frauke: »Ich bin in meiner Partnerschaft offener geworden. So wie ich mit mir umgehe, so reagieren die Menschen um mich herum«. Für Angehörige ist wichtig, nicht immer »richtig« im Umgang mit dem Betroffenen reagieren zu wollen, sondern zu sich stehen zu lernen und die eigenen Gefühle auszudrücken.

Für manche Partner ist die Bewältigung von Krankheit eine Chance, da sie eine Weiterentwicklung ermöglicht. *Lore:* »Mein Mann hat mir geholfen, die Erkrankung zu verarbeiten und anzunehmen. Er nahm den Durchfall mit all den unappetitlichen Nebenerscheinungen als selbstverständlich hin und hatte viel Verständnis für mich.« *Corinna:* »Mein Freund hat unheimlich viel Angst um mich. Zeitweise wirkt seine Angst auf mich lähmend und einengend. Insgesamt ist er aber fürsorglich, und ich kann mit ihm über alles reden. Daran ist unsere Partnerschaft gewachsen.«

Hinweis: Wie Beziehungen die Heilung unterstützen, S. 108.

Änderungen in Schule und Beruf

Die Erkrankung kann die Ausbildung in Schule und Beruf einschränken oder verzögern. *Norbert:* »Als ich krank wurde, ging ich noch zur Schule. Ich mußte eine Klasse wiederholen und verlor dadurch meine Freunde.« Auch die Ausübung des Berufs kann beeinträchtigt oder unterbrochen werden. Eine Betroffene, die ein kleines Geschäft geführt hatte: »Es war belastend, als Verdienstquelle auszufallen und mich als Belastung für die Familie zu sehen.« Meist bringt die Erkrankung erst einmal eine Entlastung von zu hohen Anforderungen. Auf der anderen Seite können neue Belastungen entstehen durch die Isolierung von bisherigen Kollegen und Freunden oder durch die Angst vor Arbeitslosigkeit.

Wenn der Betroffene nach einer Krankheitsphase an seinen Arbeitsplatz zurückkehrt, entstehen manchmal erneut Probleme. *Christof:* »Als ich aus der Klinik zurückkam, wurde ich als Springer eingesetzt. Ich mußte immer da aushelfen, wo jemand fehlte. Da bin ich untergegangen und war nur noch krank.«

Jeder Betroffene muß selbst entscheiden, ob er die Belastungen im Beruf ertragen will. Andere Möglichkeiten sind: eine Halbtagsstelle suchen, den Beruf wechseln, eine Rente wegen Berufs- oder Erwerbsunfähigkeit beantragen oder sich arbeitslos melden. Manchmal kann man sich dann besser auskurieren.

Arbeitsplatzsuche: Über einen Rechtsanwalt habe ich zum Einstellungsgespräch und Personalfragebogen folgende Kurzinformation erhalten: Fragen nach früheren Erkrankungen sind nur beschränkt zulässig, da sie einen Eingriff in die Intimsphäre bedeuten. Zulässig sind sie nur insoweit, wie an ihrer Beantwortung ein Interesse für den Betrieb und die Arbeitsleistung besteht. Zulässig ist etwa die Frage: »Waren Sie in den letzten beiden Jahren wegen einer schwerwiegenden, chronischen Erkrankung, die Einfluß auf die vorgesehene Arbeitsleistung haben könnte, arbeitsunfähig krank?« Nur in sehr ernsten Fällen mit einer Prognose weiterer Schübe könnte auch ohne gefragt zu werden eine Offenbarungspflicht des Arbeitnehmers bestehen. Eine Anfechtung des Arbeitsvertrages durch den Arbeitgeber ist möglich, wenn der Arbeitnehmer die Frage bewußt falsch beantwortet hat. Da sich die Rechtsprechung auf die Krankheitsprognose zur Zeit der Einstellung bezieht, kann man sich durch ein Gutachten eines Arztes des eigenen Vertrauens absichern.

Problematisch ist, daß es für erkrankte Menschen zu wenig Halbtagsstellen gibt. Sie sind für Arbeitgeber nicht genügend profitabel. Darum sind erkrankte Menschen ebenso wie Behinderte benachteiligt. Die Gesetze leisten diesem Mißstand Vorschub.

Die Beantragung von Berufs- oder Erwerbsunfähigkeitsrente bedeutet bis zur Durchsetzung häufig nicht nur einen äußeren Kampf. *Christof:* »Es war eine unheimliche Überwindung, einen Rentenantrag zu stellen. Ich fühlte mich ausgeschlossen und zum alten Eisen gehörig.«

Die meisten Menschen halten aber ihre Arbeitsfähigkeit aufrecht. Für sie ist es besonders wichtig, einer regelmäßigen Beschäftigung nachzugehen: »Ich brauche die Arbeit und das Gefühl, gebraucht zu werden.«

Aber auch diese positive Einstellung kann ins krankheitsfördernde Gegenteil umschlagen. Um sich selbst und anderen zu beweisen, daß man doch alles kann, gehen einige Betroffene sehr hart mit sich um. *Astrid:* »Als Lehrerin wollte ich nicht zu erkennen geben daß ich krank bin. Das habe ich erkauft durch ganz frühes Aufstehen. Ich habe lieber eine Aufgabe mehr übernommen, um zu demonstrieren, daß ich alles doch kann.«

Hinweis: Beziehungen in Schule, Beruf, Freizeit, S. 114.

Schwangerschaft – und was damit zusammenhängt

Durch eine Schwangerschaft und die Geburt eines Kindes verändert sich die gesamte Lebenssituation der Eltern. So wissen beide Partner vorher nicht, wie sie mit ihren neuen Rollen als Vater und Mutter zurechtkommen.

Belastungen entstehen, wenn ungeklärte Fragen und Ängste im Zusammenhang von Krankheit und Schwangerschaft bestehen. *Uta:* »Auf meine Frage, ob das Kind von der Erkrankung betroffen sein kann, erfuhr ich von meinem Arzt, daß die Darmerkrankung keine negativen Auswirkungen auf das Kind haben muß. Ich soll möglichst nicht im akuten Schub, bei starkem Untergewicht oder ausgedehnten Fisteln schwanger werden, da ich dann ja auch viele Medikamente zu mir nehme.«

Um Belastungen frühzeitig zu erkennen, können sich die Partner, etwa in einem Gespräch, über den Stellenwert ihres Kinderwunsches be-

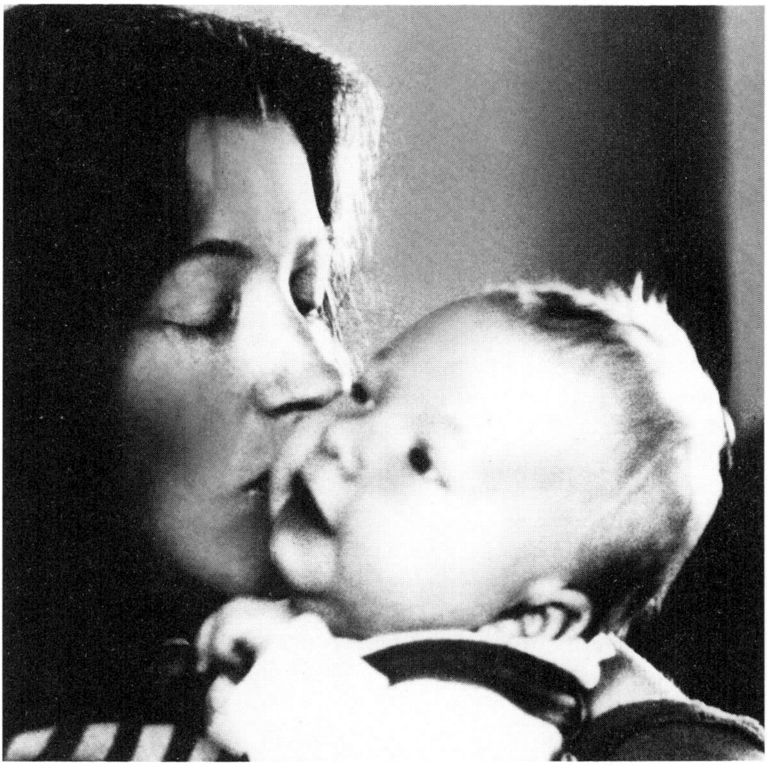

Abb. 4 Die Geburt eines Kindes verändert die Lebenssituation

wußter werden: Warum möchte ich ein Kind? Warum möchten wir ein Kind? Kinder, die aus Enttäuschungen in Beziehungen gewollt werden, bringen Probleme, wenn sie sich selbständig machen. Bestimmte Einstellungen führen zu Konflikten mit dem Partner.

Katrin, die in einer Pause ihrer beruflichen Karriere ein Kind wollte, hatte nicht bedacht, daß der Wechsel vom Beruf in die Mutterrolle so tiefgreifende Konsequenzen hat: »Ich war mit dem winzigen Baby total überfordert, und dabei verschlimmerte sich die Erkrankung.«

Tanja: »Die Geburt und die Zeit danach sind eine unheimliche körperliche Anstrengung, besonders, wenn man nicht gesund ist.«

Zu klären ist zwischen den Partnern, wie Haus-, Kinder- und Erwerbsarbeit aufgeteilt werden können. Das Kind weist die Eltern immer wieder auf den Umgang mit sich selbst hin. So erlebe ich seit vier Jahren als Vater und Mann meine Wünsche nach Abgrenzung und Nähe, die ich mir bewußt machen muß. Für andere betroffene Frauen und Männer ist vor der Geburt das Gefühl wichtig, sich Hilfe holen zu können.

Helen: »Sehr wichtig für eine Frau, die ein Kind bekommen will, ist, sich ausreichend zu informieren und einen Zeitpunkt zu wählen, wo sie sich innen drin ganz sicher fühlt, daß sie es schaffen wird. Die eigenen Blutwerte zu kennen und zu verstehen, kann eine Hilfe sein. Aber wichtig ist, sich selbst ganz sicher zu sein.«

Wenn während der Schwangerschaft körperliche, seelische, soziale Schwierigkeiten, Fragen oder Ängste auftreten, sollte die Betroffene auch versuchen, sich Sicherheit und Verständnis von ihrem Arzt zu holen. Selbst bei schweren Krankheitsverläufen kann die Frau mit Hilfe von Medikamenten oder Sondenernährung ein gesundes Kind zur Welt bringen (Jenss und Hartmann, 1985).

Leben mit dem künstlichen Darmausgang

Was tun, wenn das Anlegen eines künstlichen Darmausganges notwendig sein soll? Allein dieser Gedanke ist für viele Menschen eine Belastung. *Frauke* die vor drei Jahren vor dieser Frage stand: »Viele Leute wollen ja vorher nichts über den Seitenausgang wissen. Bei mir war es umgekehrt: Je weniger ich wußte, um so mehr Angst hatte ich. Darum habe ich auf allen möglichen Wegen gesucht, um mehr Informationen zu bekommen.«

Frauke war, wie die anderen Menschen in diesem Kapitel, sehr stark von der Erkrankung betroffen. Wenn der Facharzt zum künstlichen Darmausgang rät, der Betroffene selbst sein Leben wegen körperlicher Schwäche oder ständiger Beschwerden nicht mehr für lebenswert hält, kann es sinnvoll sein, sich mit dieser Möglichkeit auseinanderzusetzen und sich Informationen darüber zu besorgen.

Frauke: »Vor der Operation fuhr ich mit den Röntgenbildern zusätzlich noch zu zwei Fachärzten, um mich beraten zu lassen. Damals kannte ich noch keine Selbsthilfegruppen. Heutzutage würde ich mir auch noch Adressen von betroffenen Menschen holen, um das ›Für und Wider‹ abzuwägen«. *Johannes* fand erst nach der Operation in eine Selbsthilfegruppe junger Stomaträger. (Stoma oder Anus praeter = künstlicher Darmausgang). »Für mich war wichtig zu sehen, daß die Betroffenen ganz normale Menschen waren, denen man nichts anmerkte, die ganz selbstverständlich weiterlebten.« In der Selbsthilfegruppe kann er auch zum ersten Mal über die Zeit nach der Operation reden: »Als ich die Wunde sah und die Verstümmelung meines Körpers wahrnahm, war ich schockiert. Ich zog mich dann total auf mich zurück und dachte, für alle Zeit allein bleiben zu müssen. Gutgemeinte Worte von Bekannten empfand ich als Lüge. Draußen dachte ich dann, daß alle Menschen sehen und riechen würden, daß mit mir etwas nicht in Ordnung ist. Es brauchte Zeit, bis ich über meine Angst reden konnte und erfahren konnte, daß ich mir diese Angst selbst machte.«

Auch ich habe mittlerweile einen künstlichen Darmausgang, genauer gesagt meinen dritten, da ich den Darm zweimal wieder unter die Bauchdecke zurückverlegen ließ. Besonders nach der ersten Operation hatte ich Angst, Beziehungen zu anderen Menschen aufzunehmen, geschweige denn zu sagen, was mit mir los war. Ich mochte mich so erst recht nicht. Mein Selbstwertgefühl stieg, als ich von neugefundenen Freunden und besonders Freundinnen – auch mit Seitenausgang – nicht abgelehnt wurde. Nach meinem letzten Schub wurde mir klar, daß mich zu jeder Operation auch mein Wunschbild von mir getrieben hat. Heute sehe ich, daß ich ohne Seitenausgang nicht überlebt hätte. Gegenüber Operationen bin ich nicht mehr so aufgeschlossen wie früher. Auf der Grundlage dieser Erfahrungen habe ich dieses Buch zusammengestellt.

Sarah, die ebenfalls Mitglied einer Selbsthilfegruppe ist, faßt einige Punkte zusammen, die es ihr erleichtert haben, sich selbst anzunehmen: »Seitdem ich den Ausgang habe, fühle ich mich körperlich viel stärker. So kann ich etwa zwei oder drei Stunden mit dem Rad fahren, was mir vorher unmöglich war. Ich habe einen Partner, der mich versteht. Ich kann baden gehen und habe gelernt, mich anzunehmen und meinen Körper lieb zu haben. Ich bin nicht mehr traurig, da ich jetzt einfach besser leben kann.«

Hinweise: Selbsthilfegruppen junger Stomaträger, S. 135.

Aspekte der chirurgischen Behandlung, S. 57.

Die Suche nach den Zusammenhängen der Erkrankung mit dem Leben

Jeder Mensch hat eine individuelle Lebensgeschichte und lebt in individuellen Beziehungen. Daher muß die Suche subjektiv sein (= persönliche Forschung). Fragen dazu lassen sich grundsätzlich aus zwei Blickwinkeln stellen.

Die Frage nach der Vergangenheit: Wodurch bin ich krank geworden? Hier berichten Betroffene etwa von belastenden Erlebnissen oder Zuständen in Kindheit, Jugend oder Erwachsenenalter. Dafür werden dann die Eltern, die eigene Unzulänglichkeit oder die Gesellschaft verantwortlich gemacht. Betroffene, die ihre Vergangenheit analysieren, lernen sich als Opfer bestimmter Bedingungen und Strukturen kennen.

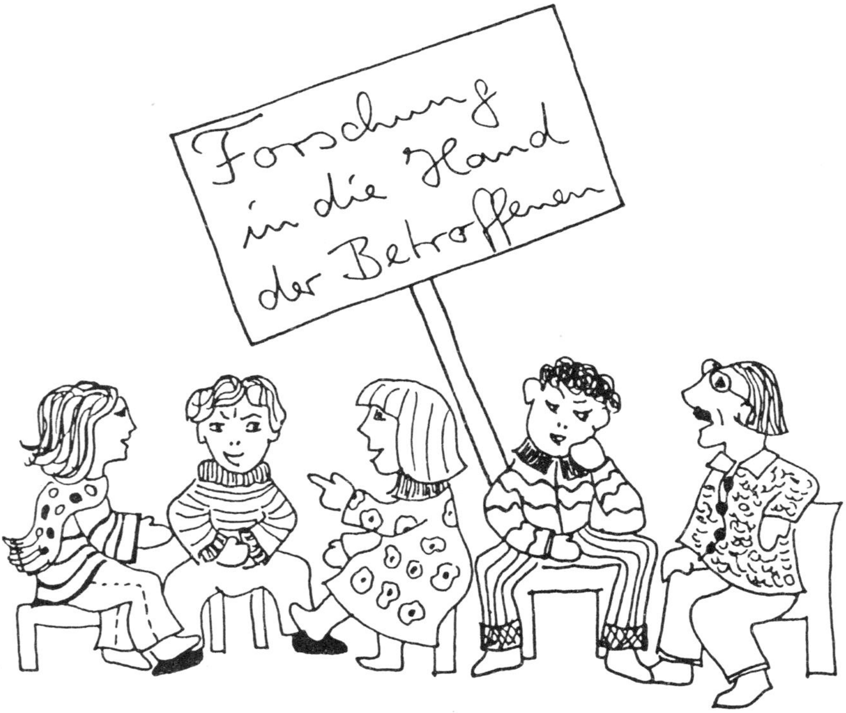

Abb. 5 Wer oder was hindert dich daran, die Ursachen deiner Erkrankung zu erforschen? (Zeichnung nach: Tecker, 1985)

Die Frage nach der Gegenwart: Inwieweit bin ich am Entstehen der Erkrankung beteiligt? Wer dieser Frage nachgeht, erkennt die individuelle Bedeutung der Erkrankung an. Sie weist den einzelnen auf nicht gelebte Ausdrucksmöglichkeiten hin. So verstanden ist sie nicht nur ein Übel, sondern kann ein Weg zur Entfaltung der eigenen Persönlichkeit sein. Denn der Betroffene begreift sich auch als Gestalter des eigenen Schicksals. In diesem Zusammenhang sind Schuldzuweisungen hinderlich, da sie erschweren, nicht verwirklichte Teile von sich kennenzulernen und sich mit ihnen auszusöhnen.

Beide Sichtweisen sind nötig und ergänzen einander. Auf den folgenden Seiten möchte ich beschreiben, welche Antworten Betroffene, vornehmlich aus unserer Selbsthilfegruppe, gefunden haben. Da diese Zusammenhänge häufig unbewußt sind und Antworten den einzelnen ängstigen, nehmen manche Gruppenmitglieder psychotherapeutische Hilfe in Anspruch.

Hat uns die Umwelt krank gemacht?

Wir leben ständig in Wechselwirkung mit unserer Umwelt: Luft, die wir atmen, Nahrung, die wir essen, Menschen, mit denen wir zu Hause, in Schule oder Beruf umgehen. Dadurch ist es wichtig, solche Einflüsse zu erkennen und abzuwehren, die direkt oder indirekt krankmachend wirken können.

Direkte Schadstoffe: Betroffene berichten von Schadstoffen in der Nahrung (Zucker, zu viele Konservierungsstoffe), von Nahrungsmittelallergien, von Medikamenten wie Paracetamol, (s. Tecker, 1985, S. 23) oder Östrogene in ›Anti-Baby‹-Pillen.

Bei dieser Aufzählung will ich betonen, daß bei der Bewertung von Schadstoffen neben wissenschaftlichen Ergebnissen auch eigene Erfahrungen berücksichtigt werden müssen. Eine Betroffene sagt dazu: »Ich nehme die Anti-Baby-Pille erst einmal weiter, da mir die Sicherheit der Schwangerschaftsverhütung wichtig ist.«

Hinweis: Zu schädigenden Ernährungsgewohnheiten, S. 98.

Indirekte Schadstoffe: Hier berichten Betroffene besonders von krankmachenden gesellschaftlichen Normen, von unpersönlichen Arbeits- und Lebensverhältnissen. Dabei können die gesellschaftliche Überbetonung von Leistungs-, Konkurrenz- und Konsumfähigkeit, die Tabuisierung von Krankheit und anderen abweichenden Verhaltensweisen, ebenso wie das negative Verständnis des Körpers als Maschine, beim einzelnen zu einer Entfremdung von eigenen Bedürfnissen und so zur Belastung und Krankheit führen. Daher halte ich es für wichtig, sich die gesellschaftliche Seite des Lebensproblems bewußt zu machen.

Die Suche nach krankmachenden Umweltfaktoren läßt die Frage offen, inwieweit der einzelne an der Gestaltung dieser Bedingungen beteiligt ist. Die Wechselwirkungen will ich in den nächsten Kapiteln mitberücksichtigen.

Haben wir eine psychosomatische Erkrankung?

Die in der Praxis der Medizin übliche Aufteilung in körperliche (= somatische) und auf der anderen Seite psychosomatische Erkrankungen halte ich für überholt. Neuere wissenschaftliche Erkenntnisse zeigen, daß an Entstehung und Verlauf der meisten Erkrankungen körperliche, seelische (= psychische), geistige und soziale (mitmenschliche, gesellschaftliche) Bedingungen beteiligt sind (= sozio-psychosomatische Erkrankungen).

In diesem Zusammenhang habe ich Kritik an der psychosomatischen Forschung geübt, wenn hier Tabellen über Persönlichkeitsmerkmale veröffentlicht werden, ohne die Lebensgeschichte der Betroffenen zu berücksichtigen. (s. dazu: Tecker, 1985, S. 25 und 86).

Die Suche nach psychischen Ursachen ist bei Betroffenen häufig mit Ablehnung verbunden, da sich der einzelne in eine Schublade mit der Aufschrift ›auffällig‹ und ›unnormal‹ gesteckt fühlt. Allein das Wort Ursache steht in enger Beziehung zum Wort Schuld. Das ist entwürdigend. Es setzt voraus, daß man etwas hätte verändern können. Dieses negative Verständnis von Psychosomatik hat es mir erschwert, zu erkennen, daß ich selbst etwas verändern und mir Hilfe holen kann.

In der Gegenwart leben wir das, was wir gestern (früher) erfahren und gelernt haben. Indem einzelne unserer Gruppe ihre Lebensgeschichte erzählen, können sie sich selbst in ihren Handlungen verstehen lernen. Die eigene Vergangenheit verstehen und annehmen zu lernen heißt, selbstbewußter zu werden.

Die einzelnen Teilnehmer erzählen von ganz individuellen Erfahrungen, Erlebnissen, Verhaltensweisen, die nur im Zusammenhang mit ihrer Lebensgeschichte zu verstehen sind. Zwei Betroffene ziehen Verbindungen zwischen ihrer jetzigen Umgehensweise mit Belastungen und ihrer Kindheit. Die Beispiele sollen lediglich als Denkanstoß dienen, die eigene Krankheit anzuschauen und die Vergangenheit annehmen zu lernen.

Sabine: »Meine Mutter hat mich schon während der Schwangerschaft abgelehnt. Sie hatte Haßgefühle, daß sie wieder schwanger war. Ich war eine Frühgeburt, wog nur 2 1/2 Pfund und war ein Vierteljahr im Brutkasten. Meine Mutter mochte mich schon körperlich nicht anfassen, da ich so zerbrechlich war. Ich habe einen zwei Jahre älteren Bruder. Er war erwünscht und der Sonnenschein der Familie. Ich wuchs in seinem Schatten auf und litt unter Ängsten und Minderwertigkeitsgefühlen. Mein Körper ist heute noch das Ventil für nicht verarbeitete Erlebnisse und Gefühle.«

Mir selbst fällt schwer, in konflikthaften Situationen Gefühle von Angst, Trauer oder Wut wahrzunehmen und zu äußern. Zurückgehaltene Gefühle aber führen zu Belastungen und greifen den Körper an. In Gruppen lerne ich mich ausdrücken und verstehen. Geholfen haben mir auch Gespräche mit meiner Mutter, in denen sie mit erzählte, was sie geprägt hat: Bestimmte Umgangsweisen in der Beziehung ihrer Eltern, die Übernahme bestimmter Werte und Normen, Erfahrungen in der Beziehung zu meinem mittlerweile verstorbenen Vater. Auf diese Weise lerne ich meine Lebensgeschichte verstehen und anzunehmen.

Fragen: Wie haben wir das Dreiecksverhältnis zwischen uns zu den Eltern und zwischen ihnen erfahren? Wie erleben wir sie und diese Beziehungen heute? Wieweit sehen wir uns als Produkt dieser Erfahrungen?

Betroffene erzählen, daß zur Zeit ihres ersten Schubes unterschiedliche Belastungen und Konflikte in Schule, Beruf, Familie und Freundeskreis zusammenkamen. *Doris* berichtet von Sterbefällen in ihrer Familie und fährt dann fort: »Auslöser des ersten Schubes war ein Satz meines Mannes, der immer mehr in meinen Gedanken an Gewicht gewann, so daß ich schlecht einschlafen konnte und nachts aufstand. Am Tage war mir übel. Ich hatte wochenlang Sodbrennen. Sprechen konnte ich darüber nicht, und wenn, dann nur unter Tränen, und die Reaktion meines Mannes war: ›Du tüdelst ja‹.« Nach meiner eigenen Erfahrung und den Berichten anderer Betroffener (s. auch Tecker, 1985, S. 85) treten die Erkrankungen und andere Symptome oft auf, wenn wir einen Konflikt nicht mehr, etwa durch Nachdenken und intellektuelle Leistung, lösen können.

In Gesprächen entdecken wir Ähnlichkeiten: Wir können schwer zu unserer Verletztlichkeit, Schwäche und Angst stehen, achten zu wenig unseren inneren Wert und unseren Körper, orientieren uns nach verinnerlichten Normen und Erwartungen anderer (etwa in Bezug auf Leistung und Anerkennung), die wir selbst nicht erfüllen können. *Lore* sagt nach einem Jahr Teilnahme an der Selbsthilfegruppe: »Meine innere Strukturierung ist geblieben, aber ich kann daran arbeiten.«

Hinweis: Die eigene Lebensweise bewußt anschauen, S. 118.

Beim Erzählen der eigenen Lebensgeschichte geht es weniger um das »Warum« als um das »Wie«: Wie lebe ich jetzt? Kann ich verstehen, was mich krank macht? Kann ich neue Wege des Miteinanderumgehens eröffnen?

Welche Bedeutung haben die Symptome?

Im akuten Schub sind die Beschwerden eine Belastung, die wir möglichst schnell loswerden wollen. Wenn sie sich bessern und wir sie in gewisser Weise kontrollieren können, können wir uns mit den Fragen beschäftigen: Was hat uns in diesen Zustand gebracht? Welche Bedeutung haben die Symptome? Wie deuten wir sie? *Melanie* (Colitis) erzählt ein Jahr nach ihrem ersten Schub: »Ich war in einer Dreierkiste, als ich meinen neuen Freund kennenlernte. Ein halbes Jahr brauchte ich Zeit, mich zu entscheiden. Da traten die Blutungen auf. Ich vermute bei mir bestimmte Zwänge und Erwartungen an mich und die Umwelt. Durch eine Gruppentherapie mit Frauen hoffe ich mehr darüber herauszubekommen.«

Hinweis: s. auch Beitrag Gestalttherapie, S. 60.

Ich selbst habe während meines letzten Schubes im Psychologiestudium Entspannungs- und Visualisierungsübungen kennengelernt. Bewußte Entspannung bietet eine Möglichkeit, sich zu besinnen und Handlungsmuster zu erkennen. Eine gewisse Distanzierung erleichtert zu fragen: Welche Erfahrungen belasten mich im täglichen Leben und führen zu einer Verschlimmerung/Verbesserung der Beschwerden?

Hinweis: Entspannung lernen und Heilung visualisieren, S. 120.

Zusammenhänge lassen sich leichter erkennen, wenn man über seine Erfahrungen ein Tagebuch führt (Teegen, F., 1987, S. 99).

Im Tagebuch können verschiedene Symptome in ihrem Verlauf beobachtet werden, wie Müdigkeit, Magensäuern, Kopfschmerz, Verspannungen, Darmschmerzen, -grummeln, Erkältung, Verschnupftsein. Der Zusammenhang von körperlichem Befinden und äußeren Ereignissen weist uns möglicherweise auf das Problem hin.

In der Selbsthilfegruppe können wir die Bedeutung der Symptome verstehen lernen. *Hartwig:* »Ich war immer in Aktion, konnte nicht einfach ruhig dasitzen und zufrieden sein. Die Erkrankung gibt mir die Erlaubnis, mir Ruhe zu gönnen und schwach zu sein.« *Adrienne* (im Schub): »Ich habe nie gedacht, daß ich Angst habe. Jetzt leide ich unter Lebens- und Zukunftsängsten.« *Lore* sieht die Erkrankung wie *Melanie* im Zusammenhang mit dem Aufschieben einer Entscheidung: »Die Erkrankung zwang mich dazu, zu Hause zu bleiben und warf mich auf mich selbst zurück.«

Für jeden Menschen hat die Darmerkrankung eine andere Bedeutung. Oft haben die Beschwerden die Funktion einer Notbremse, mit der man unbewußt Schonung und Zeit zum Verharren erhält. Dabei geht es um unlösbare Konflikte. Die Zusammenhänge sind immer individuell unterschiedliche. Bedrohlich sind die Ereignisse aufgrund der Konfrontation mit eigenen inneren Ansprüchen und äußeren Gegebenheiten, etwa der Angst, sich in Leistungssituationen anderen Menschen nicht anvertrauen zu können.

Betroffene entdecken auch Zusammenhänge, die liebens- und bewundernswert an der eigenen Krankheit sind. *Claudia,* bei der vor einem Jahr ein großer Teil des Dickdarms entfernt wurde: »Durch die Erlebnisse bei der Operation, der Narkose und der langen Zeit des Liegens bin ich zur Besinnung gekommen. Irgendwie bin ich früher an Wesentlichem vorbeigegangen. Ich bin aufmerksamer für Selbstverständlichkeiten und erlebe Beziehungen intensiver. Ich liebe meine Krankheit, da sie mich gesund hält. Durch sie entdeckte ich andere Werte von Schönheit und Attraktivität, wie etwa Ausgeglichenheit und Lebenslust.« Krankheit kann zu einer erweiterten Selbsterfahrung verhelfen. Sie ist eine Anpassungsleistung des Körpers an veränderte Bedingungen (Overbeck, G., 1983, S. 33–55).

Wichtig ist, das gesamte Leben anzuschauen. Eine Erkrankung hat eine Bedeutung in Bezug auf meine Einstellung und Überzeugung von mir, zu Menschen in privater und öffentlicher Umgebung. *Hedwig:* »In der Gruppe kann ich festhalten, wie ich reagiere, und sehen, wie andere Menschen auf die gleiche Situation anders reagieren. Ich kann neue Handlungsmöglichkeiten kennenlernen und versuchen, kleine Schritte zu gehen: etwa Rücksicht auf mich nehmen, nicht immer ans Telefon gehen, wenn mir nicht danach zumute ist.«

Hinweis: Weitere Literatur zum Erkennen der Bedeutung: Groddeck, G.: Krankheit als Symbol, 1983; Dethlefsen, Th./Dahlke, R.: Krankheit als Weg, 1983.

Wodurch halte ich die Erkrankung aufrecht?

Abschließend möchte ich einige Fragen stellen. Sie sollen den Betroffenen zum Nachdenken über sein Verhalten und seine Lebensführung anregen und ein Gespräch mit dem Partner, mit Freunden oder in der Selbsthilfegruppe erleichtern:

Wodurch stärke/Wodurch schwäche ich meine Lebens- und Abwehrkräfte?

Krankheit: Kann ich Krankheit als Teil meines Lebens akzeptieren? Was habe ich durch sie Neues erfahren? Lehne ich die Krankheit ab und möchte alles so weitermachen wie in der Zeit ohne sie?

Grenzen: Nehme ich die durch die Krankheit veränderten Grenzen wahr? Kann ich mir Erholung gönnen und mich schonen? Durch welches Verhalten schaffe ich mir neue Belastungen?

Körperwahrnehmung: Wie spüre ich Belastungen? Lasse ich mich in belastenden Situationen von meiner Körperwahrnehmung leiten?

Bedürfnisse: Nehme ich meine Bedürfnisse nach Entspannung, nach gesunder Ernährung, nach Bewegung, nach Nähe, nach Distanz wahr? Kann ich sie ausdrücken?

Gefühle: Kenne ich bei mir Gefühle von Angst, Trauer, Wut, Liebe und Freude? Kann ich sie ausdrücken?

Widersprüchliche Gefühle: Kenne ich widersprüchliche Gefühle gegenüber einem Menschen oder einem Ereignis? Kann ich die Gefühle aushalten oder ausdrücken?

Anforderungen: Welche Anforderungen von seiten anderer Menschen führen bei mir zu Belastungen? Kann ich sagen, wenn ich mit etwas nicht einverstanden bin?

Erwartungen: Was erwarte ich in belastenden Situationen von mir? Was erwarte ich von anderen Menschen? Wie gehe ich mit einander widersprechenden Erwartungen/Anforderungen um?

Harmonie: Kann ich Harmonie in einer Beziehung aushalten? Kenne ich bei mir nicht-harmonische/gegensätzliche Empfindungen? Kann ich sie ausdrücken?

Zurückhaltung: Halte ich mich in Beziehungen zu anderen Menschen zurück? In wieweit tue ich mir dadurch Gutes? In wieweit gestatte ich dadurch anderen, für mich zu entscheiden?

Verantwortung: Kann ich Verantwortung für mich und meine Situation übernehmen, In welchen Situationen will ich sie/In welchen Situationen will ich sie nicht übernehmen? Wo will ich sie mir nicht wegnehmen lassen und mehr Mitsprache fordern?

Hilfe: Kann ich mir zugestehen, nicht alles allein zu schaffen? Kann ich zu meiner Schwäche und Hilflosigkeit stehen? Kann ich den Partner/Freunde um Hilfe bitten? Kann ich mir Hilfe von außen holen?

Vergangenheit: Kann ich die Vergangenheit geschehen sein lassen und mir und anderen Menschen verzeihen? Wer kann mir helfen, diesen Schritt zu tun?

Veränderungen: Machen mir Veränderungen Angst? Kann ich mir in diesem Lernprozeß Fehler zugestehen?

Mein nächster Schritt: Bei allen Verhaltensweisen, Einstellungen und Gefühlen geht es darum, sich die bestehenden Spannungsfelder bewußt zu machen. Wenn sich der einzelne in seinem Lernprozeß zugesteht, auch Fehler zu machen, kann er die ihm eigene Balance zwischen den Extremen finden.

Die Ursachen der chronisch entzündlichen Darmerkrankungen – Überlegungen zum Stand der Forschung

Fast alle Kapitel, die von den Ursachen der chronisch entzündlichen Darmerkrankungen handeln, d.h. von der Colitis ulcerosa und dem Morbus Crohn, beginnen mit der Information, daß die spezifischen Ursachen bis zum heutigen Tage unbekannt sind. Die spezifischen Ursachen aber erklären nur, warum ein Mensch an einem bestimmten Leiden erkrankt, nicht aber, warum er überhaupt erkrankt. Auch bei den Infektionserkrankungen, wo wir spezifische Erreger kennen, wissen wir nicht, welcher Mensch nach einer Infektion erkrankt und wie der Krankheitsverlauf sein wird. Hier wird deutlich, daß neben spezifischen Ursachen, wie zum Beispiel einer erblichen Disposition, weitere in der Person und/oder in der Umwelt liegende Ursachen sowie deren Wechselwirkungen beim Entstehen und im Verlauf einer Erkrankung beteiligt sind. Wir müssen deshalb mit zahlreichen, spezifischen und unspezifischen Ursachen bei der Entstehung und im Verlauf von Krankheiten rechnen.

Ich werde hier einige Ergebnisse aus der Ursachenforschung berichten, die im Zusammenhang mit der Entwicklung und dem Verlauf der chronisch entzündlichen Darmerkrankungen eine Rolle spielen.

Was wissen wir heute über die spezifischen und unspezifischen Krankheitsursachen?

In der Tat haben sich bis heute keine wirklich krankheitsspezifischen Ursachen finden lassen. Die immunologische Forschung hat zwar sowohl bei Patienten mit Colitis ulcerosa als auch bei Patienten mit Morbus Crohn unterschiedliche Antikörper aus der Darmschleimhaut von Kranken isolieren können, die bei Mäusen ähnliche Krankheitsbilder hervorrufen, der Beweis steht aber noch aus, daß sich auf diese Weise die beiden Erkrankungen ursächlich erklären lassen. Hierüber werde ich ausführlicher bei den immunologischen Ergebnissen berichten.

Wenn nun spezifische Ursachen nicht gefunden wurden, heißt dies nicht, daß nicht auch unspezifische Ursachen wichtig bezüglich Krankheitsentstehung und -verlauf sind. Im Gegenteil, sie werden sogar besonders wichtig, weil durch ihre Kenntnis versucht werden kann, den Krankheitsverlauf aktiv zu beeinflussen. Allerdings soll hier nicht verschwiegen werden, daß es auch Ursachen gibt, die sich nicht beeinflussen lassen, z. B. weil sie ererbt sind oder keine gezielte Behandlung bekannt ist. In diesen Fällen geht es eher darum, eine negative Anlage auszugleichen und durch die Stärkung gesunder Anteile ein Gegengewicht zu schaffen.

Bei den spezifischen wie den unspezifischen Ursachen von Krankheiten können wir nicht davon ausgehen, daß für den Einzelnen wirklich alle Risiken gleichermaßen zutreffen. Vielmehr werden unterschiedliche Ursachenkombinationen bei jedem Betroffenen am Zustandekommen der Erkrankung mitgewirkt haben und/oder bei der Aufrechterhaltung mitwirken. Darüberhinaus kann das Gewicht, mit dem die verschiedenen Krankheitsursachen zu Buche schlagen, von einem Kranken zum anderen variieren. Gerade die Vielzahl der Möglichkeiten erschwert den Beweis, daß die ursächlich genannten Faktoren eine wichtige Rolle spielen. Der betroffene Patient wie der behandelnde Arzt sollten jeweils prüfen, ob und in welchem Umfang eine mögliche Ursache im Einzelfall zutrifft.

Da die Colitis ulcerosa und der Morbus Crohn eine Reihe von Gemeinsamkeiten haben, wurden bei zahlreichen Untersuchungen gleiche Ergebnisse für beide Patientengruppen gefunden (Weiner, 1977; Feiereis, 1986). Werden solche gemeinsamen Ergebnisse berichtet, so wird dann von den chronisch entzündlichen Darmerkrankungen im allgemeinen gesprochen werden.

Epidemiologische Untersuchungen

Die Tatsache, daß die Colitis ulcerosa und der Morbus Crohn bei der jüdischen Bevölkerung häufiger zu finden sind als bei Amerikanern europäischer Abstammung, bei Weißen häufiger als bei Schwarzen, bei Nordeuropäern häufiger als bei Südeuropäern, zeigt, daß genetische, soziale und klimatische Einflüsse beim Auftreten der Erkrankungen eine Rolle spielen (Weiner, 1977). Darüberhinaus fand die Forschung über Häufigkeit und Vorkommen von Erkrankungen heraus, daß die chronisch entzündlichen Darmerkrankungen familiär gehäuft auftreten. Am häufigsten sind Familienmitglieder aus der 1. Linie betroffen, d. h. Eltern und Kinder oder Geschwister. Die familiäre Häufung wird mit 1–5% bei Colitis ulcerosa und mit 1–7% bei Morbus Crohn angegeben (Küster und Lenz, 1984). Beide Erkrankungen können gleichzeitig in einer Familie vertreten sein (Lewkonia und Mc Cornell, 1976). Dies spricht dafür, daß es eine Beziehung zwischen beiden Erkrankungen gibt, die möglicherweise über erbliche Faktoren oder über ähnliche Umwelteinflüsse hervorgerufen wird. Der Vererbungsweg ist noch unklar. Die meisten Untersucher nehmen eine erbliche Veranlagung an (Küster und Lenz, 1984; Weterman und Pena, 1984). Dabei ist es nach heutigen Erkenntnissen nicht möglich, erbliche Anlagen von solchen Umwelteinflüssen zu unterscheiden, die während der Schwangerschaft und frühen Kindheit den Menschen prägen.

Die Einflüsse des Alters

Für die chronisch-entzündlichen Darmerkrankungen finden wir einen Auftretensgipfel zwischen dem 20. und 30. Lebensjahr. Das heißt, daß diese Erkrankungen gehäuft in einer Lebensphase entstehen, die in unserer Gesellschaft die Zeitspanne markiert, in der der Einzelne beruflich und sozial Fuß faßt. In dieser Lebensphase wird deutlich, ob ein Mensch zu beruflichen Leistungen und sozialen Abgrenzungs- und Anpassungsprozessen fähig ist, die es ihm ermöglichen, seine Identität in unserer Gesellschaft zu finden und sich mit ihr in wesentlichen Bereichen zu identifizieren. Der Altersgipfel weist auf ein Spannungsfeld zwischen Abhängigkeit und Unabhängigkeit hin. Krankheitsentwicklungen zu späteren Zeitpunkten zeigen aber, daß auch im späteren Lebensalter ein Mißverhältnis von Anforderung und Bewältigung beim Einzelnen zum Auftreten einer chronisch-entzündlichen Darmerkrankung führen kann. In der Regel ist im Alter der Beginn schleichender und der Verlauf weniger schwer.

Einflüsse des Geschlechts

Für beide Krankheiten finden sich etwa gleiche Häufigkeiten bei Jungen und Mädchen, Männern und Frauen (Küster und Lenz, 1984). In kleineren Patientengruppen werden wegen der besonderen Zusammensetzung unterschiedliche Geschlechtshäufigkeiten berichtet. Die Untersuchungsergebnisse sprechen dafür, daß das Geschlecht keinen spezifischen Einfluß auf das Auftreten der Erkrankungen hat.

Einflüsse der Ernährung

Bei Erkrankungen des Darms liegt es nahe, Ernährungseinflüssen bei der Entstehung und Aufrechterhaltung des Leidens nachzugehen. So konnte eine schwedische Arbeitsgruppe einen Zusammenhang zwischen der Zunahme des Margarinekonsums und dem Ansteigen der Häufigkeit der chronisch entzündlichen Darmerkrankungen in der Bevölkerung aufzeigen.

Ich selbst bezweifle, daß ein einziger, spezifischer Nahrungsbestandteil das Auftreten der Colitis ulcerosa oder des Morbus Crohn begünstigt. Vielmehr sind ungünstige Ernährungsweisen häufige Hinweise auf weitere ungünstige Lebensbedingungen in Familie und Gesellschaft. Viele Patienten geben an, daß sie Heißhunger auf Süßigkeiten haben, die anstelle von regelmäßigen Mahlzeiten verzehrt werden. Süßigkeiten sind bekannte Ersatzbefriedigungen für fehlende Zuwendung oder Erfolgserlebnisse.

Bei einem Teil der Patienten fand sich eine Unverträglichkeit gegenüber Milcheiweiß. Dennoch ließen sich keine generellen Empfehlungen für alle betroffenen Patienten formulieren, die allein hätten zur Genesung führen können. Vielmehr kommt der einzelne Patient nicht darum herum, sich über eigene Unverträglichkeiten Rechenschaft abzulegen und sie in seinem weiteren Leben zu berücksichtigen. Die Kooperation mit Ärzten und Diätassistenten erspart dem einzelnen nicht die Selbstkontrolle. Bei der Frage nach einer gesunden Ernährung sei auf das Kapitel »Ernährung« an anderer Stelle dieses Buches verwiesen (s. hierzu S. 98).

Einflüsse durch Viren und Bakterien

Viren und Bakterien können Krankheitsbilder hervorrufen, die denen der entzündlichen Darmerkrankungen ähneln. Bei circa einem Viertel der Patienten trat die Erkrankung in Verbindung mit einer Reise auf, so daß der Verdacht nahe lag, die Erkrankung sei durch eine Darminfektion entstanden. Dabei wurde oft übersehen, daß Reisen nicht nur Entlastung von alltäglichen Verpflichtungen bedeutet, sondern auch eine besondere Anpassung an neue Lebensbedingungen erforderlich macht. Die krankmachende Bedeutung läßt sich dabei ebenfalls nur in ihrer individuellen Bedeutung für den einzelnen Patienten abschätzen.

Auch solche Bakterien, die sich normalerweise in der Darmflora des gesunden Menschen aufhalten, können unter den Bedingungen einer Schädigung der Darmwand zu Krankheitserregern werden. In diesen Fällen lassen sich beim Menschen Antikörper nachweisen, die gegen diese Bakterien gerichtet sind. Antikörper gegen Escherichia coli 014 wurden bei Patienten mit Colitis ulcerosa gefunden (Weiner, 1977). Jedoch ist bis heute nicht klar, ob diese Antikörper als Folge oder Ursache der Erkrankung zu werten sind. Sie ließen sich auch bei gesunden Angehörigen dieser Patienten nachweisen, was möglicherweise für eine gemeinsame Veränderung der Darmschleimhaut und damit für eine erbliche Disposition spricht.

Immunologische Ursachen

Das Immunsystem des Darms hat die Aufgabe, Stoffe, die in den Körper gelangen, dahingehend zu prüfen, ob sie als nützlich (Nahrungsstoffe) passieren dürfen, oder als schädlich (Gifte) registriert und unschädlich gemacht werden. Es ist darüberhinaus für die Abstoßung und den Abtransport defekter Darmzellen verantwortlich, damit durch ständige Erneuerung die Darmschleimhaut optimal die notwendigen Funktionen übernehmen kann. Wichtig ist in diesem Zusammenhang, daß sich das Immunsystem täglich neu auf die besonderen Anforderungen des Organismus und der Umwelt einstellt. Es entwickelt sich parallel zu unserer körperlichen, geistigen und seelischen Entwicklung und macht deshalb auch Fehlentwicklungen mit.

Bei den chronisch entzündlichen Darmerkrankungen lassen sich Veränderungen in den für die körpereigene Abwehr wichtigen immunologischen Zellen in Abhängigkeit von der Schwere der Erkrankung nachweisen (für Morbus Crohn siehe Raedler et al. 1985). Von der Art der Veränderung des Immunsystems erhofft man sich Hinweise auf den krankheitsauslösenden Vorgang. Aus der Art der gefundenen Antikörper, die der Mensch gegen die als fremdartig erkannten und bekämpften Substanzen bildet, kann auf die Grundschädigung geschlossen werden. Unterschiedliche Antikörper bei beiden Erkrankungen weisen auf unterschiedliche schädigende Noxen für die Colitis ulcerosa und den Morbus Crohn hin.

Wie auch bei anderen chronischen Erkrankungen, bei denen die Funktion des Immunsystems langfristig verändert ist, besteht bei den chronisch entzündlichen Darmerkrankungen der Verdacht, daß der Körper Antikörper gegen Stoffe bildet, die vom gesunden Organismus toleriert werden, weil sie als körpereigen betrachtet werden. Diesen Vorgang nennt man Autoaggression, weil es bei diesen Krankheiten zur Zerstörung von körpereigenen Zellen kommt, z. B. zur Zerstörung des Darms.

Psychologische und soziale Ursachen

Welche körperlichen und seelischen Ursachen vor Ausbruch der Erkrankung bedeutsam waren, läßt sich bei seltenen Erkrankungen wie den chronisch entzündlichen Darmerkrankungen leider nur rückwirkend anhand von Patientenangaben erschließen. Dabei beeinflußt die eigene Ansicht über die Entstehung des Leidens die Erinnerung. Der Einwand, die so gewonnenen Ergebnisse seien nur mit Vorsicht zu verwerten, gilt für die psychologischen Ergebnisse genauso wie für die medizinische Anamnese.

Um Krankheitsursachen von möglichen Krankheitsfolgen zu trennen, haben einige Forscher die Patienten in einer beschwerdefreien Lebensphase untersucht, und die Ergebnisse mit denen aus der Krankheitsphase verglichen (Feiereis, 1986).

Persönlichkeitsentwicklung

Im Vergleich zu einer gesunden Kontrollstichprobe schildern sich Patienten mit chronisch entzündlichen Darmerkrankungen in beschwerdefreien Phasen aggressionsgehemmter als nichtbetroffene Altersgenossen. Colitis-ulcerosa-Patienten schildern sich störbarer in ihrem Selbstwertgefühl, gedrückter in der Stimmung und zwanghafter im Umgang mit Sachen und Personen. Patienten mit Morbus Crohn gaben im beschwerdefreien Intervall häufiger als Gesunde überdurchschnittlich große Selbstsicherheit und emotionale Stabilität an. Allerdings zeigen die Aggressionshemmungen und Nachgiebigkeit auf der einen Seite und Selbstsicherheit und emotionale Stabilität auf der anderen Seite, daß Sicherheit und Stabilität nicht aus der Fähigkeit erwachsen, sich gegenüber anderen bezüglich eigener Interessen abzugrenzen (Feiereis, 1986).

Die Aggressionshemmung im Umgang mit anderen Menschen macht die Patienten besonders verletzbar in sozialen Beziehungen. Indem sie versuchen, sich den Wünschen ihrer Umwelt anzupassen, laufen sie Gefahr, sowohl eigene Bedürfnisse als auch die der anderen zu ignorieren.

Der Entstehung beider Erkrankungen gehen häufig tatsächliche oder drohende Ereignisse voraus, die eine Trennung von wichtigen Bezugspersonen bedeuten oder zu bedeuten scheinen. Als Beispiele seien genannt: Scheidung, Tod der Eltern oder anderer wichtiger Personen, Auszug aus dem Elternhaus, Wiederheirat eines Elternteils oder des früheren Partners, Verpflichtung zur Bundeswehr etc. Weniger gravierende, aber vom Wesen her ähnliche Ursachen werden auch als Auslöser von Krankheitsschüben beobachtet (Weiner, 1977).

Überforderungssituationen, wie zum Beispiel Prüfungen und Examina sind meines Erachtens nur im Zusammenhang mit sich daraus ergebenden Folgen für wichtige soziale Beziehungen zu verstehen. Besonders bei Kindern fallen Konflikte im sozialen Umfeld durch Schulversagen auf (Wallis, 1984). Bei begabten Kindern zeigen sich solche Störungen oft erst bei der Lösung vom Elternhaus oder in der Übernahme von Verantwortung in Beruf und Familie.

Alle Untersuchungen, die zu dem Ergebnis kommen, daß Patienten mit chronisch entzündlichen Darmerkrankungen große Abhängigkeitswünsche haben und deshalb besonders verletzbar sind, beschreiben in erster Linie den Standpunkt des Untersuchers und nicht den des Betroffenen. Die Betroffenen fühlen sich durch diese Aussagen eher verleumdet, weil sie große Anstrengungen machen, von anderen Menschen unabhängig zu sein und niemandem etwas zu schulden. Aus meiner Sicht sind es gerade die zu großen Aufwendungen im Bereich der sozialen Anpassung, die das Energie-Gleichgewicht dieser Patienten zu ungunsten von Krankheit verschieben.

Familiäre Sozialisation

Während in den 40er und 50er Jahren die Bedeutung der Mutter-Kind-Beziehung für die Krankheitsentwicklung untersucht wurde, widmeten sich in den 60er und 70er Jahren mehr Forscher und Therapeuten der Bedeutung der Väter und Geschwister sowie anderer Bezugspersonen bei der Entstehung chronischer Krankheiten. Die enge konfliktträchtige Beziehung zwischen Mutter und jugendlichen Patienten, die eine Reihe von Autoren für das Auftreten von chronischen Krankheiten anschuldigten, kann heute im Gesamtzusammenhang zerbrochener oder zerstörter Familienbeziehungen gesehen werden. Jackson und Yalom (1964) beschrieben erstmals acht Familien von jugendlichen Patienten mit Colitis ulcerosa. Sie fanden in den Familien einen schwachen Vater, der durch Invalidität, Alkoholabhängigkeit, Mißerfolge im Beruf oder psychische Erkrankung nur unzureichend seine Rolle als Ehepartner und Vater wahrnehmen konnte. Darüberhinaus stellten sie eine überdurchschnittliche Häufung von Verhaltensstörungen bei den Geschwistern fest. Eigene Untersuchungen haben gezeigt, daß die psychische Schwäche der Bezugspersonen in der Kindheit die Persönlichkeitsentwicklung der Betroffenen nachhaltig gestört hat. Dabei war die wirkliche Schwäche oft hinter einer tyrannischen Fassade der Eltern verborgen.

Wirsching und Stierlin (1982) beschreiben aus Familieninterviews die Rolle des Patienten als »Friedensstifter« zwischen den zerstrittenen Eltern. Feiereis (1986) beschreibt diese Rolle für 70% seiner Patienten.

Meiner Meinung nach betonen bisherige Untersuchungen nicht ausreichend die Fehlentwicklungen der Persönlichkeitsstruktur, die aus der Sozialisation in mehr oder weniger stark gestörten Familien oder Teilfamilien resultieren.

Der in unserer Gesellschaft ständig wachsende Anpassungsdruck an Leistungs- und Unabhängigkeitsideale macht es diesen Familien noch schwerer, ihre Kinder kindgerecht zu erziehen und möglichen späteren Erkrankungen vorzubeugen. Vielleicht läßt sich so die Zunahme der chronisch entzündlichen Erkrankungen, nicht nur der Darmerkrankungen, in den letzten Jahren erklären.

Schlußbemerkungen

Anhand der Abbildung sollen die Zusammenhänge zur Entstehung und zum Verlauf der chronisch entzündlichen Darmerkrankungen dargestellt werden. Wichtig ist, daß die inneren und äußeren Faktoren sich gegenseitig beeinflussen.

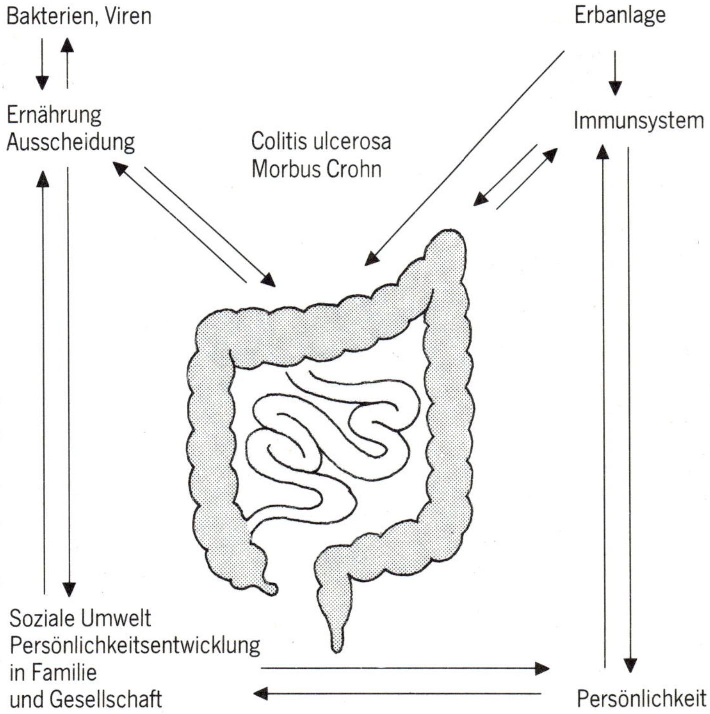

Abb. 6 Wechselwirkung von persönlichen und Umwelteinflüssen in der Entwicklung und Aufrechterhaltung der chronisch entzündlichen Darmerkrankungen

Trotz der bekannten klinischen Unterschiede beider Erkrankungen finden sich eine Reihe von Ähnlichkeiten, wie zum Beispiel der Altersgipfel, die familiäre Häufung und die Aggressionshemmung. Weitere Forschungsanstrengungen sind notwendig, um die für die Colitis ulcerosa und den Morbus Crohn besonderen Bedingungen kennenzulernen, die darüber entscheiden, welche der beiden Erkrankungen in einem Menschen Platz ergreift. Der Betroffene aber sollte in Zusammenwirken mit seinen medizinischen, Psycho- und Soziotherapeuten versuchen herauszufinden, welche persönlichen Faktoren seine Krankheit bedingen und steuern, um alle Möglichkeiten der Behandlung und Rehabilitation nutzen zu können.

Literatur zu diesem Kapitel

Feiereis, H.: Colitis ulcerosa, Morbus Crohn. In: Adler, R., Hermann, J. M., Köhle, K., Schonecke, O. W., v. Uexküll, Th., Wessiak, W. Hrsg.: Psychosomatische Medizin, 3. Aufl. Urban & Schwarzenberg, München/Wien/Baltimore 1986

Jackson, D. D., Yalom, I.: Family Research on the Problem of Ulcerative Colitis. Arch. Gen. Psychiatry 15 (1966) 410–415

Küster, W., Lenz, W.: Morbus Crohn und Colitis ulcerosa. Erg. Inn. Med. Kinderheilkd. 53 (1984) 103–132

Lewkonia, R. M., Mc. Connell, R. B.: Familial Inflammatory Bowel Disease – Heredity or Environment? Gut 17 (1976) 235–243

Raedler, A., Fraenkel, S., Klose, G., Seyfarth, K., Thiele, H. G.: Involvement of the Immune System in the Pathogenesis of Crohn's Disease. Gastroenterology 88 (1985) 978–983

Wallis, H.: Psychosomatik der Colitis ulcerosa. In: Bachmann, K. D., Ewerbeck, H., Joppich, G., Kleinhauer, E., Rossi, E., Stalder, G. R. Hrsg.: Pädiatrie in Praxis und Klinik, Bd. III. G. Fischer, Stuttgart 1984

Weterman, I. T., Pena, A. S.: Familial Incidence of Crohn's Disease in The Netherlands and a Review of the Literature. Gastroenterology 86 (1984) 449–452

Wirsching, M., Stierlin, H.: Krankheit und Familie. Klett Cotta, Stuttgart 1982

Medizinische Diagnose und Behandlung chronisch entzündlicher Darmerkrankungen

Die meisten Menschen sind ziemlich ratlos, wenn sie die Diagnose Colitis ulcerosa oder Morbus Crohn erfahren: Beide Erkrankungen sind relativ selten. Viele Ärzte haben nicht genügend eigene Erfahrungen, um Betroffene bei den vielfältigen Erscheinungen und Folgezuständen ihrer Krankheit ausreichend beraten zu können. Die Früherkennung wird häufig verpaßt, diagnostische und therapeutische Möglichkeiten bleiben ungenutzt. Die Betroffenen fühlen sich ihren Durchfällen und Rückfällen ausgeliefert. Sie wissen nicht, was die Krankheit für ihr Leben, für ihre Familie, für Elternschaft und Beruf bedeutet. Die Verunsicherungen haben eine ungünstige Rückwirkung auf den Krankheitsverlauf. Es scheint uns daher wichtig, daß jeder Betroffene möglichst umfassend über seine Erkrankung aufgeklärt wird. Er sollte so viel darüber wissen, daß er seinen Krankheitszustand selbst richtig einzuschätzen lernt und an wichtigen Entscheidungen beteiligt werden kann. Es gibt Sicherheit zu wissen, woran man ist und was man tun kann. Manche Betroffene sind durch ihr Krankheitserleben so verängstigt und entmutigt, daß sie sich diesen Weg der eigenen Auseinandersetzung mit der Krankheit nicht zutrauen. Andere neigen dazu, ihre tiefe Beunruhigung durch optimistisch zur Schau getragene Unbekümmertheit zu überspielen. Beide werden wichtige Behandlungschancen verpassen.

Betroffen ist immer der ganze Mensch mit seinem Umfeld. Erst das Bewußtsein dieses ganzheitlichen Betroffenseins macht den Weg frei für den eigenen, aktiven Beitrag zur Krankheitsbewältigung, ohne den keine Besserung möglich ist.

Krankheitserscheinungen bei Colitis ulcerosa und bei Morbus Crohn

Colitis ulcerosa und Morbus Crohn sind lebensbegleitende, chronisch entzündliche Darmerkrankungen unbekannter Ursache. Beide beginnen vorzugsweise im jungen Erwachsenenalter. Charakteristisch ist ein schubweiser Verlauf: Auf Phasen hoher Krankheitsaktivität mit Durchfällen folgen beschwerdefreie Zeiten ohne Krankheitserscheinungen.

Bei der Colitis ulcerosa werden die Durchfälle von Blut- und Schleimabsonderungen begleitet. Leichte Formen ohne wesentliche Beschwerden und heftige Durchfallserien mit unaufhörlichem, schmerzhaftem Stuhlgang, starken Blutverlusten, hohem Fieber und schwerer Beeinträchtigung des Allgemeinbefindens kommen vor. Zugrunde liegt eine Entzündung der Dickdarmschleimhaut. Sie ist entzündlich verdickt und blutet bei den leichtesten Berührungen. Wo die Schleimhaut zugrundegegangen ist, entstehen scharf umrandete, flache Einsenkungen, Ulzera, von denen die Krankheit ihren Namen erhielt. Nach größeren Schleimhautverlusten treten die stehengebliebenen Schleimhautinseln als sogenannte »Pseudopolypen« hervor.

Die Krankheit beginnt im untersten Teil des Dickdarms und kann in leichten Fällen zeitlebens darauf beschränkt bleiben. Meistens breitet sie sich aber ununterbrochen auf die höhergelegenen Abschnitte des Krummdarms (Sigma) und des linken Dickdarms aus. Seltener wird der gesamte Dickdarm befallen (s. Abb. 7, S. 45: d, e, f).

Ernsthafte Komplikationen sind nicht häufig: bedrohliche Blutverluste, Darmlähmungen mit maximaler Weitstellung des Darmrohrs (toxisches Megakolon) und Durchbruch der Darmwand (Perforation) erfordern eine operative Behandlung. Eine Krebsentwicklung kommt nicht so häufig vor, wie früher angenommen wurde. In einer dänischen Untersuchung, in der alle Colitis-Fälle eines größeren Bezirks über zwanzig Jahre kontrolliert werden konnten, lag die Krebshäufigkeit bei zwei Prozent. Das entspricht unseren eigenen Beobachtungen in den letzten sechzehn Jahren. Eine sehr seltene Komplikation ist die vernarbende Gallengangsentzündung.

Die Crohnsche Krankheit (Morbus Crohn) wurde 1932 durch den Amerikaner B. B. Crohn und seine Mitarbeiter als ein eigenständiges Krankheitsbild von der Colitis ulcerosa abgegrenzt: Hauptsächlich ist nicht das unterste Ende des Dickdarms, sondern des Dünndarms befallen, das Ileum. Daher rührt die ältere Bezeichnung Ileitis terminalis. Im Gegensatz zur Colitis ulcerosa können alle Abschnitte des Magen-Darm-Traktes von der Mundhöhle bis zum After betroffen sein. Die Entzündung ist nicht auf die Schleimhaut begrenzt, sie erfaßt alle Schichten der Darmwand. Die Ausbreitung ist nicht kontinuierlich: entzündlich veränderte Abschnitte wechseln ab mit Strecken völlig normaler Schleimhaut.

Durchfälle, die nur selten mit Blut vermengt sind, Schmerzen im rechten Unterbauch und ein erhebliches Untergewicht sind kennzeichnend für die Crohnsche Krankheit.

Häufige Komplikationen sind Verengungen des Darmrohrs, die durch entzündliche Verdickung der Darmwand und Narbenbildungen entstehen und gelegentlich bis zum Darmverschluß führen. Entzündete Darm-

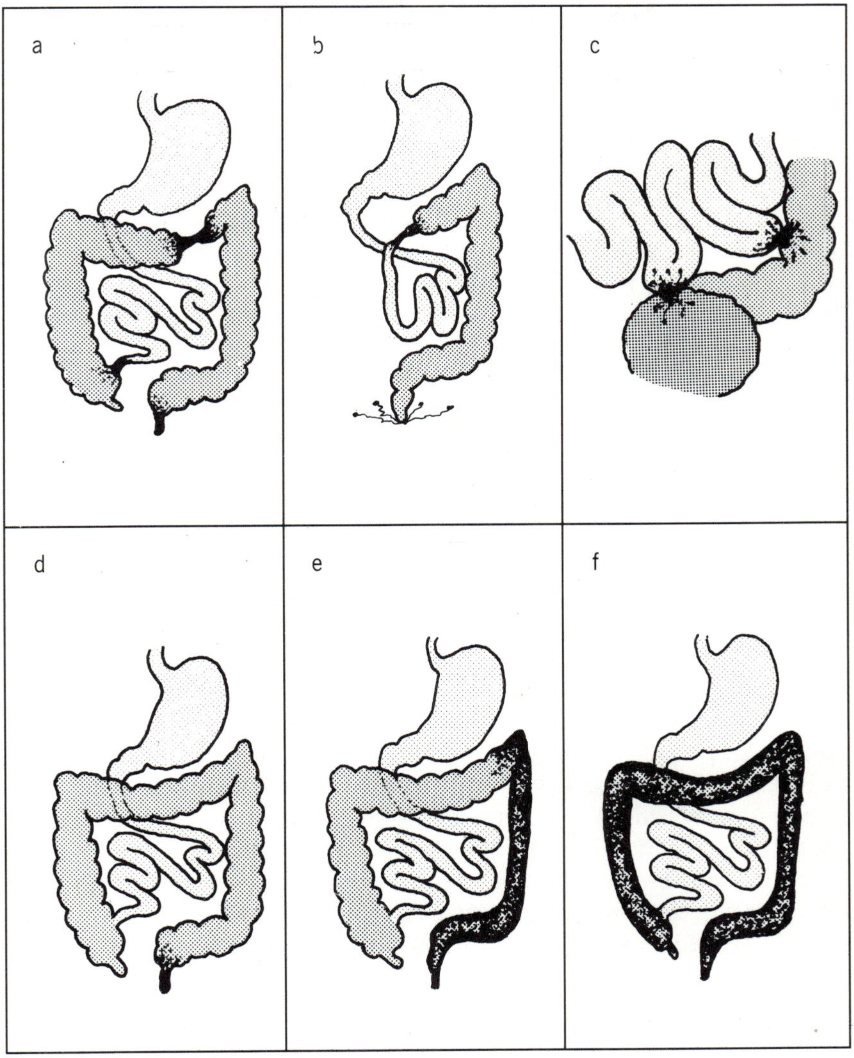

Abb. 7
Möglichkeiten des Darmbefalls bei Morbus Crohn
a) Dünndarmende, mittlerer Dickdarm und Anus b) nach Operation und Analfisteln
c) Dünndarm-Dickdarm-Fistel und Dünndarm-Blasen-Fistel

Möglichkeiten des Darmbefalls bei Colitis ulcerosa
d) Mastdarm e) linksseitiger Dickdarm f) gesamter Dickdarm

schlingen können mit anderen Organen verkleben und geschwürig in diese einbrechen. So entstehen Fistelverbindungen, etwa zwischen zwei benachbarten Darmschlingen, zwischen Darm und Harnblase oder auch zur Außenhaut. Fistelsysteme und Eiteransammlungen, die keinen Abfluß gefunden haben (Abszesse), findet man häufig im Schließmuskel und Darmausgangsbereich.

Begleiterscheinungen außerhalb des Magen-Darm-Traktes kommen bei beiden Krankheiten vor: Schmerzen und Anschwellungen der Gelenke können die Krankheitsschübe begleiten, aber auch allein auftreten. Entzündliche Veränderungen an der Haut und an den Augen und schmerzhafte Mundschleimhautentzündungen sind etwas seltener (s. Abb. 2, S. 9). Dauerschäden bleiben nicht zurück.

Die Sicherung der Diagnose

Morbus Crohn und Colitis ulcerosa lassen sich in der Regel gut voneinander abgrenzen. Nötig ist vor allem eine Abgrenzung gegen andere Darmerkrankungen, die ähnliche Krankheitserscheinungen und Beschwerden verursachen.

Wichtigste Hilfsmittel sind Endoskopie und Röntgen.

Endoskopie heißt: Einblick in Körperhöhlen mit Instrumenten. Man spricht auch von »Spiegelung«, weil die dunklen Körperhöhlen durch Einspiegeln von Licht ausgeleuchtet werden. Bei den modernen Glasfiberinstrumenten geschieht dies durch feine, biegsame Glasfaserbündel. Die Gerätspitze wird dadurch nach allen Richtungen abwinkelbar, so daß man den vielen Windungen des Dickdarms bis in den unteren Dünndarm folgen kann. Das macht eine sehr genaue Betrachtung aller Darmabschnitte möglich. Darüberhinaus können völlig schmerzlos und gefahrlos Gewebsproben zur mikroskopischen Untersuchung entnommen werden. Dies trägt zur Sicherung der Diagnose bei. Vor allem erlaubt es eine sehr frühzeitige Erkennung beginnender, bösartiger Gewebsveränderungen, die glücklicherweise selten sind.

Zur Vorbereitung muß der Darm gereinigt werden. Wir empfehlen dafür eine Waschung von oben (Lavage): 4–10 Liter Ringerlösung werden in kurzer Zeit über eine Sonde durch den Darm geschleust. Das hat erfahrungsgemäß auch auf den Entzündungsprozeß eine günstige Wirkung.

Die Röntgenuntersuchung des Dickdarms mit Kontrastmittel (Kolon-Kontrast-Einlauf) zeigt charakteristische Veränderungen. Das Röntgenbild ist ein bleibendes Dokument, das bei Verlaufskontrollen immer wieder zum Vergleich herangezogen werden kann. Der direkten, farbigen Bildinformation der Endoskopie ist das indirekte Schwarz-Weiß-Bild aber meistens unterlegen. Es liefert auch keine Gewebsproben. Zur Diagnosesicherung ist daher die strahlenbelastende Kolon-Kontrast-Untersuchung hinter die Endoskopie zurückgetreten und meistens entbehrlich geworden.

Unverzichtbar ist die Röntgenuntersuchung aber zur Erkennung von bedrohlichen Komplikationen: Darmlähmung durch Selbstvergiftung (toxisches Megakolon), Verengungen (Stenosen), vollständigem oder drohenden Darmverschluß (Ileus oder Subileus) und Durchbruch der Darmwand in die Bauchhöhle (Perforation).

Bestimmung des aktuellen Krankheitszustandes und des Krankheitsverlaufs

Die Beurteilung des Schweregrades einer Crohnschen Krankheit wird weltweit durch die Bestimmung des sogenannten Aktivitätsindex nach Best vorgenommen (s. S. 49). Das gleiche Schema kann auch zur Beurteilung einer Colitis ulcerosa dienen. Für die Aufstellung eines individuellen Behandlungsplanes ist der Aktivitätsindex aber ungeeignet, denn:

Vermehrte Durchfälle sind nicht immer Ausdruck eines frischen entzündlichen Krankheitsschubes. Sie können auch als »Streßreaktion« Ausdruck einer momentanen Überforderung oder eine Angstreaktion sein. Sie können ausdrücken, wie ein Betroffener mit seiner Krankheit umgeht: wie schnell er dem Drang zur Toilette nachgibt. Milchzuckerunverträglichkeit, Gallensäureverlust, Operationsfolgen (Kurzdarmsyndrom) oder ein aufgepfropfter Virusinfekt sind weitere Möglichkeiten. Jede dieser Möglichkeiten erfordert aber eine unterschiedliche Behandlung.

Die aktuelle medizinische Diagnostik muß alle Krankheitserscheinungen genauer erfassen, die sich im Einzelfall jetzt in wirksame Behandlungsmaßnahmen umsetzen lassen. Nur daraus können ganz persönliche Behandlungsvorschläge und Kontrollempfehlungen abgeleitet werden.

Ergänzend zum Bestschen Katalog bestimmen wir: die Entzündungsaktivität, die Entzündungsausbreitung, Stenosen und Fisteln, Funktionseinschränkungen einzelner Darmabschnitte und Mangelerscheinungen.

Bestimmung der Entzündungsaktivität

Aktive Entzündungsprozesse sind an einer Vermehrung und mangelnden Ausreifung der weißen Blutzellen (Leukozyten) zu erkennen. Mehr als 10000 Zellen pro mm^3 sprechen für eine Entzündung (Leukozytose). Die Zellzahlen bleiben klein, wenn die Zellen an Orten stärkerer Entzündung abgesondert werden.

Die Bestimmung der »Blutsenkung« ist die gebräuchlichste Methode: Rasches Absinken der roten Blutkörperchen in einem Teströhrchen spricht für einen Entzündungsprozeß. Die Blutsenkung gibt nicht genau den jetzigen Entzündungszustand an, sondern den Zustand, der 10 bis 14 Tage zuvor bestanden hatte.

Am zuverlässigsten ist die Entzündungsaktivität am Verteilungsmuster der Bluteiweiße abzulesen, das die Elektrophorese aufzeichnet: Bei akuter Entzündung sinkt die Hauptzacke (Albumin) ab, die nächsten kleineren Zacken alpha 1 und 2 (akute-Phase-Proteine) steigen an. Bei chronischen Entzündungsprozessen kann auch die letzte Zacke, die gamma-Zacke, ansteigen. Die Grenzwerte, die nicht über- oder unterschritten werden sollten, werden auf jedem Elektrophorese-Formular mit angegeben. Die Ablesung ist auch für den Nicht-Fachmann einfach. Um Fehldeutungen zu vermeiden, sollte die Auswertung aber immer mit dem Arzt erfolgen.

Entzündungsausbreitung, Stenosen und Fisteln

Am zuverlässigsten ist die Ausbreitung entzündlicher Veränderungen endoskopisch zu beurteilen: im oberen Verdauungstrakt durch eine *Magenspiegelung* (Ösophago-Gastro-Duodenoskopie), im unteren Verdauungstrakt durch eine *Darmspiegelung* (hohe Koloskopie und Ileoskopie). Einengungen des Darmrohrs und Fistelgänge, die endoskopisch nicht passiert werden können, lassen sich über eine feine Sonde durch das Endoskop hindurch mit Röntgenkontrastmittel sehr genau darstellen. Das ist wichtig für die Entscheidung, ob eine Operation nötig ist oder vermieden werden kann.

Beim *Enteroklysma nach Sellink* wird das Kontrastmittel über eine Nasensonde in den Dünndarm geleitet. Dadurch werden Stenosen und Wandveränderungen sichtbar, die wegen der Länge des Dünndarms mit dem Endoskop nicht zu erreichen sind. Diese Methode kostet weniger Zeit und Strahlenbelastung als die herkömmliche Breischluckmethode, bei der oft lange gewartet werden muß, bis sich das geschluckte Kontrastmittel allmählich durch den Dünndarm bewegt.

	1	2	3	4	5	6	7		
Datum									
Zahl der flüssigen und weichen Stühle								× 2	
Leibschmerzen keine = 0, geringe = 1 mäßige = 2, starke = 3								× 5	
Allgemeinbefinden im allgemeinen gut = 0 nicht ganz gut = 1 schlecht = 2 sehr schlecht = 3 unerträglich = 4								× 7	

Summe Teil 1: ______

Wichtige Symptome beim Morbus Crohn Ja = 1 Nein = 0

Gelenkbeschwerden		× 20	
Lid- und Regenbogenhautentzündung		× 20	
Abszesse oder Hautdefekte im Bereich des Afters		× 20	
Andere mit dem Darm in Verbindung stehende Fisteln		× 20	
Offene Stellen an der Haut oder Mundschleimhaut		× 20	
Temperatur über 37,5 °C in der letzten Woche		× 20	
Symptomatische Durchfallbehandlung		× 30	
Tastbare Resistenz im Bauch nein = 0, fraglich = 2, sicher = 5		× 10	
Hämatokrit[1] (Frauen: 42 minus Ht, Männer: 47 minus Ht)		× 6	
Körpergewicht: $1 - \frac{\text{letztes Körpergewicht}}{\text{Standardgewicht (Geigy-tab}^2\text{)}}$		× 100	

Gesund	= 0	+ Summe Teil 2:	______
Einigermaßen gesund	= unter 150	Gesamt:	______
Noch befriedigend	= bis 200		
Schlecht	= über 200		

[1] Prozentwert der festen Blutbestandteile

[2] s. Documenta Geigy: Wissenschaftliche Tabellen, Basel 1968[7]

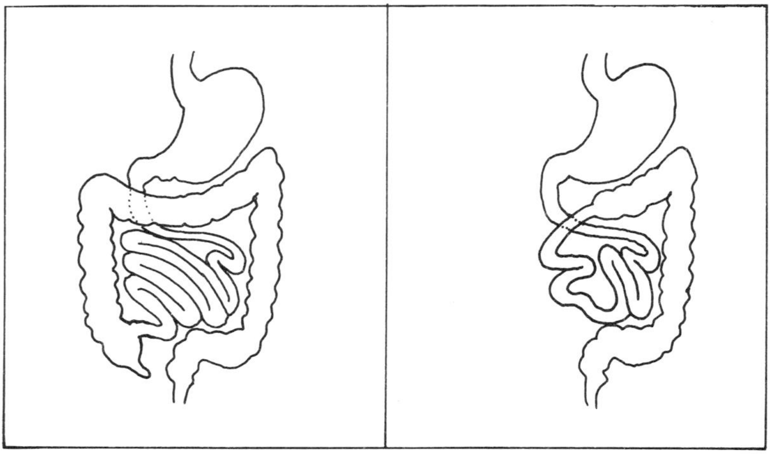

Abb. 8 Magen-Darm-Schema
a) nicht operiert
b) nach operativer Verbindung von Dünndarm und mittlerem Dickdarm

Verwertbarkeit und Zumutbarkeit dieser Untersuchungen sind abhängig von der Erfahrung des Untersuchers. Häufige Wiederholungen sind immer vermeidbar. Zur Befundkontrolle dienen Blutuntersuchungen.

Alle nachgewiesenen Entzündungen, Vernarbungen, Stenosen und Fisteln werden in ein Magen-Darm-Schema eingetragen, das der Befundmitteilung und der Verlaufskontrolle dient.

Funktionseinschränkungen und Mangelzustände

Beeinträchtigungen der Darmfunktion sind einfach und zuverlässig durch Probegaben von Testsubstanzen zu untersuchen: *D-Xylose- und Milchzuckerbelastungs-Test* dienen der Funktionsprüfung des oberen Dünndarms, der *Schilling-Test* prüft die Funktionstüchtigkeit des unteren Dünndarms. Die Untersuchungen sind wichtig, weil Funktionsausfälle im Behandlungsplan berücksichtigt werden müssen. Nach Darmoperationen zeigen sie an, wie weit der Restdarm die Anpassung an die veränderten Verhältnisse geschafft hat (Adaptation).

Mangelerscheinungen sind bei chronisch entzündlichen Darmerkrankungen etwas so »Natürliches«, daß sie von Betroffenen und ihren Ärzten auch dort mit erstaunlichem Gleichmut hingenommen werden, wo Abhilfe einfach zu erreichen wäre! Im Vordergrund stehen Mängel im Eiweiß- und Energiehaushalt.

Eiweißmangelzustände werden durch die Elektrophorese aufgedeckt. Sie sind bei akuten und chronischen Krankheitszuständen häufig. Das kann sehr unterschiedliche Ursachen haben:

mangelhafte Zufuhr: einseitige Ernährung? (Süßigkeiten!) Abneigung gegen Fleisch? Fasten aus Angst vor Beschwerden?

mangelhafte Aufnahme: entzündliche Dünndarmveränderungen? extrem beschleunigte Dünndarmpassage?

mangelhafter Aufbau: Miterkrankung der Leber?

vermehrter Abbau: Umschaltung auf den »Streß-Stoffwechsel« als »Katastrophen-Maßnahme«?

vermehrter Eiweißverlust: im Entzündungsgebiet? (Sekrete); in die Bauchhöhle? (Aszites); durch die Nieren? (Eiweiß im Urin); durch den Darm? (Eiweiß im Stuhl).

Eiweißmangel führt oft zu einem Rückgriff auf die körpereigenen Eiweißreserven, die Muskulatur, und ist dadurch mitverantwortlich für den Gewichtsverlust und die Kraftlosigkeit. Dies gilt besonders dann, wenn Eiweiß auch noch zur Energieversorgung mit herangezogen wird: Es hat von allen drei Grundnahrungsmitteln den geringsten Brennwert: Eiweiß = 2,8 kcal, Zucker = 4,0 kcal, Fett = 9,0 kcl pro Gramm.

Fettmangelzustände sind besonders bei Morbus Crohn vorprogrammiert: Fett kann ohne Galle nicht vom Darm aufgenommen werden. Die Galle aber geht bei M. Crohn zum größten Teil verloren. Nur die letzte Dünndarmschlinge kann unverbrauchte Galle aufnehmen und der Leber, von der sie kommt, wieder zuführen. Ist die letzte Dünndarmschlinge aber krank oder wegoperiert, wandert die Galle weiter in den Dickdarm. Dort erzeugt sie Durchfälle wie ein starkes Abführmittel und geht verloren. Der Gallenvorrat nimmt rasch ab, so daß er bald für die Fettaufnahme nicht mehr ausreicht. Dann können auch die fettlöslichen Vitamine nicht mehr aufgenommen werden. Das gleiche gilt für die lebensnotwendigen »essentiellen Fettsäuren«, die im Körper nicht selbst erzeugt werden können.

Fettmangelzustände erkennt man am Cholesterinwert. Sinkt er unter einen willkürlich angenommenen Minimalwert von 120 mg/dl ab, muß mit einer verminderten Aufnahme von fettlöslichen Vitaminen und essentiellen Fettsäuren gerechnet werden. In diesen Fällen sind Behandlungsmaßnahmen angezeigt, um dem Energie-Defizit, Mineralisationsstörungen des Knochenstoffwechsels, Gerinnungsstörungen, Haut- und Schleimhautveränderungen und Störungen der Infektabwehr zuvorkommen.

Eisenmangelzustände sind nicht nur durch starke Blutverluste bei der Colitis ulcerosa von Belang. Jede chronische Entzündung geht mit einer Verwertungsstörung der Eisenreserven einher. Ein erniedrigter TEBK-Wert zeigt an, daß die Transport- und Bindungsmöglichkeiten eingeschränkt sind, die für die Wiederverwendung des Körpereisens erforderlich sind. Das kann auch den Erfolg einer medikamentösen Eisenbehandlung beeinträchtigen. Im Roten Blutbild soll der Farbstoffgehalt des einzelnen roten Blutkörperchen (HbE) nicht unter den Grenzwert von 27 pg (Pikogramm) sinken.

Wasser- und Elektrolytstörungen (Natrium, Kalium, Chlor) können bei wäßrigen Durchfällen, besonders beim Kurzdarmsyndrom, Fragen aufwerfen, die nur im Einzelfall zu erörtern sind.

Kalzium, Magnesium, Kupfer, Zink und anorganischer Phosphor gehören in die Routinekontrolle und sollten auch in der Ruhephase ein- bis zweimal im Jahr kontrolliert werden.

Behandlung der chronisch entzündlichen Darmerkrankungen

Solange die chronisch entzündlichen Darmerkrankungen nicht im ganzen zu beseitigen sind, müssen die medizinischen Behandlungsmaßnahmen notgedrungen »symptomatisch« bleiben, das heißt, sie bleiben auf die erkennbaren Krankheitserscheinungen und deren Folgen ausgerichtet.

Das Ziel ist, den aktiven Krankheitsprozeß in ein symptomfreies Ruhestadium zu überführen, das dem Betroffenen eine möglichst normale Lebensführung erlaubt.

Schwerpunktmäßig geht es dabei um die Eindämmung von Entzündungsprozessen, den Ausgleich von Mangelerscheinungen und Funktionseinschränkungen sowie um die Beseitigung von Passagehindernissen, Fisteln und selteneren Komplikationen. Dafür steht eine Reihe von bewährten Behandlungskonzepten zur Verfügung, die auf den Betroffenen und den gegenwärtigen Stand seines Befindens abzustimmen sind. Hier können also nur allgemeine Hinweise gegeben werden.

Wenn die Darmflora streikt

- Warnzeichen und Folgen -

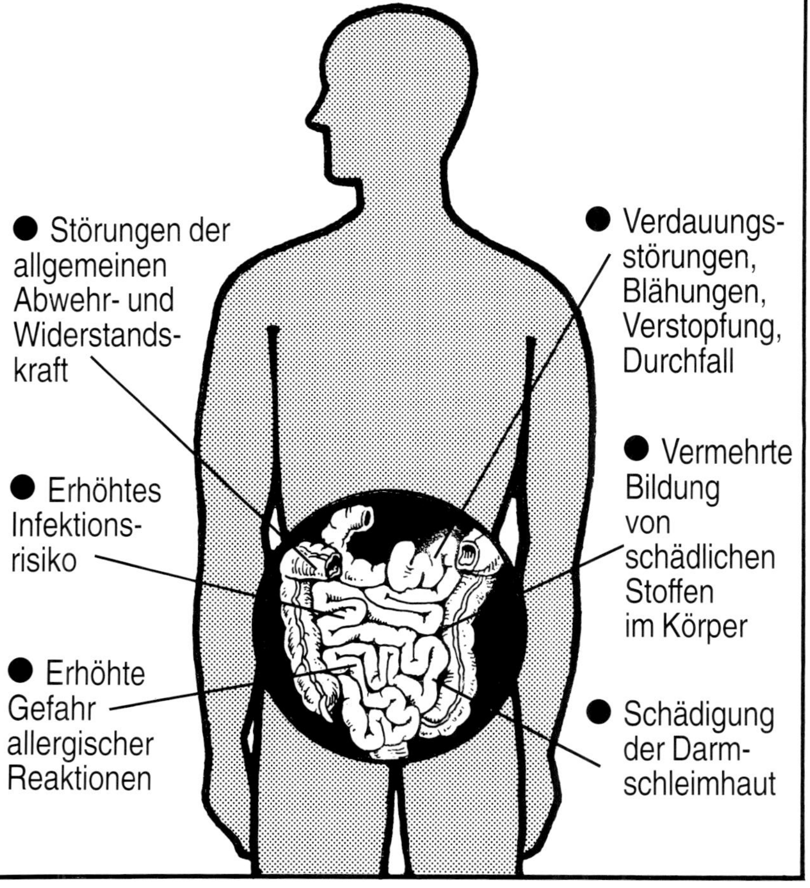

Medikamente zur Entzündungsbekämpfung

Bewährt haben sich die Salizylsäurepräparate sowie Metronidazol und Kortison.

Salazosulfapyridin (Azulfidine®, Colo-Pleon®) ist in seinen Wirkungen und Nebenwirkungen am besten bekannt. In diesem Medikament ist die entzündungshemmende Salizylsäureverbindung 5-ASA mit einem bakterienhemmenden Wirkstoff, einem Sulfonamid, gekoppelt. Die Wirksamkeit dieses Mittels bei Colitis ulcerosa und M. Crohn des Dickdarms ist zweifelsfrei erwiesen. Bei M. Crohn ist die Wirkung auf den akuten Schub beschränkt. Bei Colitis ulcerosa kann die Zahl und wahrscheinlich auch die Schwere der Rückfälle durch Weiterbehandlung im beschwerdefreien Intervall eingeschränkt werden.

Nebenwirkungen, die dem Sulfonamid zugeschrieben werden, haben zur Entwicklung neuer Medikamente geführt, in denen die Salizylsäure (5-ASA) an einen anderen Begleitstoff gekoppelt ist (Intestinol®, Dipentum®) oder allein verwendet wird (Claversal®, Salofalk®). Der Vorteil der Kombinationspräparate scheint darin zu liegen, daß die wirksame Substanz erst im Dickdarm freigesetzt wird, wo sie ja hauptsächlich wirken soll. Alle Salizylsäurepräparate können als Tabletten (Kapseln), Zäpfchen oder Klysmen angewendet werden.

Metronidazol (Clont 400®, Flagyl 400®) wird besonders zur Behandlung von Fisteln im Darmausgangsbereich empfohlen.

Während einer Langzeitbehandlung können gelegentlich Nervenentzündungen auftreten. Dauerschäden sind bisher nicht bekannt geworden. In der Schwangerschaft, in der Salizylsäurepräparate unbedenklich gegeben werden können, ist Metronidazol nicht anzuwenden.

Kortisonpräparate haben eine besonders intensive entzündungshemmende Wirkung. Sie sind allein geeignet zur Behandlung der entzündlichen Dünndarmveränderungen bei M. Crohn. Bei der Colitis ulcerosa können sie die Salizylsäurebehandlung während des Schubes und im Intervall wirksam unterstützen. Sie sind speziell zur Rückbildung entzündlicher Verschwellungen befähigt: Beim Darmverschluß, zum Abfangen eines schweren entzündlichen Krankheitsschubes und bei ausgeprägten Nebenerscheinungen (Gelenkentzündungen) sind vorübergehend hohe Dosen unvermeidbar. Schwerwiegende Nebenwirkungen sind durch Auswahl des geeigneten Mittels, der richtigen Dosierung, des Anwendungsortes und des Zeitplans meistens zu vermeiden.

Hilfsmittel können besondere Beschwerden erleichtern:

Aluminiumhaltige Antacida (z.B. Phosphalugel®, Aludrox® u.a.) können durch Bindung der durchfallerzeugenden Restgalle, zwischen den Mahlzeiten gegeben, die Zahl der Durchfälle senken. Einige Untersuchungen sprechen dafür, daß diese Mittel auch die Kortisonaufnahme durch den Darm einschränken, ohne die örtliche Wirksamkeit zu beeinträchtigen: (Phoscortil® = Phosphalugel + Prednisolon).

Ein Gemisch aus Salzen und Traubenzucker (Elotrans®) hilft, bei wäßrigen Durchfällen Wasser durch die Darmwand in den Körper zu schleusen. Es wirkt bedrohlichen Flüssigkeitsverlusten und der Ausbildung von Nierensteinen entgegen.

Hemizellulose (Metamucil® = zermahlene Schalen des Wegerich) ist wegen seines hohen Wasserbindungsvermögens sehr gut zur Stuhlregulierung geeignet: Mit geschlagenen Bananen oder Apfelmus vermischt kann es wäßrige Stühle binden. Fester Stuhl wird geschmeidig, wenn es mit viel Flüssigkeit angerührt wird: 300–400 ml pro Teelöffel sind nötig, um z.B. bei Colitis ulcerosa Blutungen durch Schleimhautreizung zu vermeiden.

Loperamid und Diphenoxylat + Atropin (Imodium® und Reasec®) dämmen die Durchfälle durch Verzögerung der Dünndarmbewegung ein. Bei Stenosen besteht die Gefahr eines Darmverschlusses!

Der Ausgleich von Mangelerscheinungen

erfolgt nach den Ergebnissen der regelmäßigen Blutkontrollen.

Zur Verbesserung der Eiweißzufuhr stehen hochwertige Eiweißkonzentrate in Pulverform oder als flüssige Zusatznahrung in verschiedenen Geschmacksrichtungen zur Verfügung (Namen der Präparate s. S. 106).

Während eines entzündlichen Schubes und in der Erholungsphase kann der erhöhte Eiweißbedarf oft nicht ausreichend durch Normalkost gedeckt werden. Vor geplanten Operationen ist die Normalisierung der Bluteiweiße eine der wichtigsten Maßnahmen zur Vermeidung von Komplikationen.

Zur Verbesserung der Fettzufuhr sind die vorhandenen Möglichkeiten bisher nur wenig genutzt worden: Bei Untergewichtigen mit Fettaufnahmestörungen geben wir mittelkettige Triglyceride. Diese aus kleineren Bausteinen zusammengesetzten Neutralfette können ohne Gallenvermittlung und ohne Verdauungshilfen vom Darm aufgenommen werden. Sie sind geeignet, den Energiebedarf und die Mindestaufnahme an fettlöslichen Vitaminen zu sichern. Ceres®-Margarine und -Öl sind Fertigpräparate, die telefonisch oder durch Bestellkarte beim Hersteller angefordert werden können (Adresse S. 106). Aufbaunahrungen, die mit mittelkettigen Triglyceriden angereichert sind, tragen die Bezeichnung »MCT« (Medium Chain Triglycerides).

Die unentbehrlichen essentiellen Fettsäuren können durch bestimmte Pflanzenöle (s. S. 106) zugeführt werden. Dies muß morgens mit der ersten Nahrungsaufnahme erfolgen, solange der nachts neugebildete Gallenvorrat noch genutzt werden kann. Das Öl muß sehr fein verteilt werden, um der wenigen Galle genügend Angriffsfläche zu bieten: als Öl-Wasser-Emulsion, in Quark verrührt oder als Gebäck. Der Nutzen dieses Angebots ist groß: es führt die dringend benötigten essentiellen Fettsäuren zu; es bindet dabei Galle, die keinen Durchfall mehr auslösen kann; es bremst sehr wirksam die Darmbewegung ab, und es ist nach Darmoperationen eine der stärksten Anregungen zur Wiedergewinnung verlorengegangener Darmfunktionen (Adaptation).

Eisen, Elektrolyte und Spurenelemente müssen oft ergänzt werden, aber nur selten auf dem Blutwege. Vitamin B 12 dagegen muß intravenös, intramuskulär oder subkutan verabreicht werden, wenn der Schilling-Test einen Mangel anzeigt. Eine Adaptation ist möglich.

Künstliche Ernährung

Bei ausbleibendem Behandlungserfolg oder bei Unverträglichkeit der Medikamente kann man versuchen, den Darm durch Ruhigstellung zur Ausheilung zu bringen. Hochwertige, reizstofffreie Nährstoffe werden so in ihre Grundbausteine zerlegt, daß sie ohne nennenswerte Verdauungsleistung in den ersten hundert Zentimetern des Dünndarms aufgenommen werden können, ohne Rückstände zu hinterlassen. Die meisten dieser Elementardiäten, die auch als »Astronauten-Kost« bekannt geworden sind, haben einen widerlichen Geschmack, daß sie über eine Sonde gegeben werden müssen. Wird das Sondenende in den oberen Dünndarm gelegt, stellen Magen und Bauchspeicheldrüse ihre Fermentabsonderungen ein. Die entzündeten Darmabschnitte kommen nicht mehr mit Verdauungsfermenten in Kontakt.

Die Sondenbehandlung ist der Medikamentenbehandlung gleichwertig, in manchen Fällen sogar überlegen. Sie kann ohne Schaden beliebig lange durchgeführt werden.

Besonders nützlich ist sie für die Vorbereitung geplanter Operationen geworden: Entzündungsaktivität und Entzündungsausbreitung gehen zurück; das schafft entzündungsfreie Resektionsränder, und es muß weniger Darm entfernt werden. Fistelabsonderungen nehmen ab; das verringert die Gefahr der Wundinfektionen. Der sorgfältige Ausgleich von Störungen der Stoffwechsel- und Energiebilanz hat zu dem drastischen Rückgang von Operationskomplikationen beigetragen. Alle Maßnahmen helfen dabei, risikoreiche Notfalloperationen möglichst ganz zu vermeiden oder in weniger riskante Planoperationen zu überführen.

In einigen Fällen ist eine zusätzliche oder auch eine alleinige Ernährung über das Venensystem nötig (parenterale Ernährung). Das kann den Heilungsprozeß manchmal beschleunigen.

Diagnostische und therapeutische Maßnahmen stellen Belastungen dar, die den Betroffenen gerade dann zugemutet werden, wenn sie durch erhöhte Krankheitsaktivität körperlich und seelisch besonders belastet sind. Das darf nicht dazu führen, daß die verständliche Abwehr gegen die Krankheit sich auch gegen die notwendigen Maßnahmen richtet. Die Betroffenen müssen von vornherein so in die Diagnose- und Therapiegestaltung mit einbezogen werden, daß sie durch Aufklärung und Selbsterfahrung zu einer selbstverantwortlichen Mitarbeit ermutigt und befähigt werden. Es ist wichtig zu wissen, woran man ist, und daß man selbst etwas tun kann.

Dieses Ziel wird durch den Hausarzt allein nicht immer zu verwirklichen sein. Ein mit der Erkrankung gut vertrauter Facharzt und ein erfahrener Psychologe sollten dem Betroffenen und seinem behandelnden Arzt jederzeit beratend zur Verfügung stehen. Selbsthilfegruppen können dazu entscheidende Hilfestellungen geben. Es ist das Anliegen dieses Beitrags, Betroffene und behandelnde Ärzte, Fachärzte und Psychologen, Selbsthilfegruppen und nicht zuletzt auch die Krankenkassen zu dieser unkonventionellen, unbürokratischen, aber unserer Erfahrung nach sehr effektiven Zusammenarbeit zu ermutigen.

Aspekte der chirurgischen Behandlung

Da wir heute die Ursache der Krankheit und damit eine kausale Behandlungsmöglichkeit nicht kennen, gilt die Maxime, ein Leben mit der Krankheit zu ermöglichen. Dabei steht die Operation als aggressivstes Behandlungsverfahren zwangsläufig am Ende der Behandlungskette. Andererseits kann die Operation als einzige Behandlung einen Zustand erreichen, der einer defacto-Genesung entspricht. Ihre Hypothek ist ein Rückfallrisiko von über 40%, von dem sehr gering gewordenen Operationsrisiko einmal abgesehen. Die »Heilung« kann also leider für viele nur eine zeitlich befristete sein. Allerdings, nicht jeder Rückfall bedeutet zwangsläufig auch eine neuerliche Operationsnotwendigkeit, wenn auch viele Betroffene, die bereits erfolgreich operiert wurden, viel eher einer Wiederholungsoperation zuneigen als Nichtoperierte, eingedenk der glücklichen Erfahrung, frei von Krankheitserscheinungen und ständigen Behandlungsnotwendigkeiten zu sein.

Welche Gründe bei chronischem Verlauf eine Operation sinnvoll oder gar zwingend erforderlich machen, ist weitgehend abgesichert. Es sind dies hochgradige Einengungen (Stenosen), entzündliche Gangverbindungen zu benachbarten Organen (wie Darmschlingen, Harnblase, Scheide) oder zur Haut (sogenannte Fisteln), Eiteransammlungen (Abszesse – oft die Vorläufer von Fisteln), das mangelhafte Ansprechen auf eine konservative Behandlung, Gedeihstörungen im Wachstumsalter und schwere Manifestationen außerhalb des Darmtraktes (Augen, Gelenke). Im Gegensatz zur Colitis ulcerosa spielt die Vorbeugungsoperation gegen eine krebsige Entartung beim Morbus Crohn mit langjährigem Verlauf keine Rolle. Auch größere Notoperationen lassen sich heute weitgehend vermeiden. Sie sollten auch unbedingt umgangen werden, da ihr Operationsrisiko ungleich höher liegt (z. B. toxisches Megakolon, Darmverschluß, schwere Blutungen). Wenn sich das Geschehen allerdings unter optimaler internistischer Behandlung nicht innerhalb von 48 Stunden deutlich bessert, muß unverzüglich operiert werden, da sonst die Gefahren übermäßig wachsen.

Bei der Operation selbst sollte so wenig wie möglich entfernt werden. Frühere Vorstellungen, wonach besonders ausgedehnte Operationen weniger rückfallgefährdet seien, haben sich als irrig erwiesen. Gerade im Hinblick auf die Rückfallgefahr gilt es, so viel Dünndarm wie möglich zu erhalten, da zu ausgedehnte Darmverkürzungen erhebliche Störungen der Verdauungsleistung bewirken können. Aus diesem Grunde verzichtet man bei umschriebenen Engen unter Umständen auch auf die Entfernung und macht lediglich eine Erweiterungsplastik (Strikturoplastik).

Anders ist die Situation am Dickdarm. Er hat keine wesentliche Bedeutung für die Verdauungsfunktion, da er nur der Stuhleindickung dient. Eine vollständige Dickdarmentfernung kann ohne wesentliche Einbußen an Lebensqualität gut ertragen werden. Ist der unterste Abschnitt, der Mastdarm, gesund, kann bei einer Nahtverbindung von Dünn- und Mastdarm (Ileorektostomie) nach einer Anpassungsphase eine sehr gut erträgliche Situation mit 3–4 Stuhlentleerungen erreicht werden.

Problematisch wird es, wenn der Mastdarm so schwer erkrankt ist, daß seine Erhaltung nicht möglich ist. Dann muß ein künstlicher Darmausgang (Stoma) angelegt werden, meist wegen der gleichzeitigen Dickdarmbeteiligung als Dünndarmausgang (Ileostomie). Diese Entscheidung ist sicherlich die größte Belastung, da sie von dem Betroffenen das höchste Opfer verlangt. Nur wenn er spürt, daß die Krankheit ihn ruiniert, wird er sich hierzu bereit finden. Ich habe aber vielfach die Erfahrung gemacht, daß diese Schwerkranken durch die fast schlagartige Besserung ihres Befindens das Stoma im nachhinein als viel weniger gravierend erleben, als sie es erwartet hatten.

Gerade im Zusammenhang mit der Notwendigkeit einer Ileostomie gründeten sich viele Hoffnungen auf die Möglichkeit, durch Bildung eines Dünndarmreservoirs (Pouch, z.B. Kocksche Tasche, restaurative Ileoanostomie) die Kontrolle über die Stuhlentleerung nicht zu verlieren. Leider aber begünstigt eine derartige Reservoirbildung die Rückfallneigung des M. Crohn mit dann erheblichem Darmverlust, so daß sie sich hier verbietet. Eine Erhaltung des Schließmuskelapparates ist auch dann unmöglich, wenn der After durch die Entzündungsvorgänge zerstört ist. Die schwersten Fälle aber sieht man bei Crohn-Patienten mit Erkrankungen des Mastdarms.

Dies führt zum letzten Punkt meiner Überlegungen, den Erkrankungen des Afters (sogenannte anale Manifestationen), die wenigstens 40% aller Crohn-Patienten betreffen. Zumeist handelt es sich um mehr oder weniger ausgedehnte Fisteln, seltener um Geschwüre (Ulzera, Fissuren) oder Verengungen (Stenosen). Während früher aus Sorge um die Schließmuskelfunktion und wegen der Rückfallgefährdung, das chirurgische Vorgehen äußerst zurückhaltend war, hat sich gezeigt, daß die Mehrzahl dieser belastenden, hygienisch und ästhetisch so unerfreulichen Veränderungen durchaus operativ erfolgreich zur Heilung gebracht werden können, wenn der Chirurg über die entsprechende Erfahrung verfügt.

Chirurgie bei Morbus Crohn und Colitis ulcerosa ist eine anspruchsvolle Aufgabe. Sie kann nur im Zusammenwirken aller Beteiligten überzeugend gelöst werden. Mindestens 80% aller Crohn-Patienten werden in irgendeiner Form mit der Notwendigkeit einer Operation konfrontiert. Darum ist anzustreben, daß der Chirurg den Patienten frühzeitig kennenlernt, auch wenn eine Operation aktuell nicht ansteht. Aus der Kenntnis des Verlaufs lassen sich die Behandlungsentscheidungen ungleich zuverlässiger treffen. Wichtiger aber noch erscheint mir, daß sich ein Vertrauensverhältnis entwickelt. Sich ohne innere Zweifel anvertrauen zu können, ist die Basis allen Erfolges.

Gestalttherapie: Erfahrungen und Erkenntnisse mit betroffenen Menschen

Meine Tätigkeit als Krankenhauspsychologin ist der Versuch, in der Behandlung von Patienten mit chronisch entzündlichen Darmerkrankungen mit Internisten und Chirurgen zusammenzuarbeiten. Die Kombination chirurgisch-internistischer Behandlungsangebote und psychologischer Beratung/Therapie beabsichtigt, die Dauer von Krankheitsschüben zu verkürzen, Rückfällen wirksamer vorzubeugen, die Lebensqualität zu verbessern und die psycho-soziale Wiedereingliederung zu fördern. Und ich bin daran interessiert, die seelischen Faktoren, die zur Entstehung beitragen und den Verlauf beeinflussen, herauszufinden.

Probleme der Patienten

Die Patienten lerne ich während ihres stationären Aufenthalts kennen oder in der Nachbetreuung und in vorbereitenden Gesprächen für eine Operation oder Sondenbehandlung. Eine schwere chronische Erkrankung bedeutet einen tiefen Einschnitt in das Leben eines Menschen. Sich auf die veränderte Situation einzustellen erfordert viel an Auseinandersetzung und Kraft sowie die Bereitschaft, sich den traurigen und schmerzlichen Gefühlen, die mit dem Verlust von Körperteilen oder -funktionen verbunden sind, zu stellen. In Gesprächen erlebe ich die Patienten meistens um eine pragmatische Haltung bemüht. Ängste, das Eingeständnis, etwas unwiederbringlich verloren zu haben, werden oft abgewehrt. Nicht nur Trauer, auch Wut über das eigene Schicksal wird sich oft nicht eingestanden und hinter depressiven Gefühlen verborgen. Dies trägt dazu bei, daß die Patienten in ihren Aktivitäten und den oft wenigen sozialen Kontakten (noch) passiver werden. Sie isolieren sich zunehmend, und ein ohnehin schwaches Selbstwertgefühl erfährt nun auch von außen keine Bestätigung mehr. Begegnungen mit anderen Menschen werden nicht als bereichernd, sondern als anstrengend und unbefriedigend empfunden. Oft klagen Patienten über das mangelnde Verständnis und Einfühlungsvermögen von Freunden und Verwandten. Sie sorgen sich darum, nicht als vollwertige Person akzeptiert zu werden und fürchten, anderen durch die mit ihrer Krankheit verbundenen Einschränkungen zur Last zu fallen. Die häufigen Bauchschmerzen und Durchfälle beschränken die Lebens- und Bewegungsfreude der Betroffenen. Die Angst vor neuen Schüben und drohenden Operationen ist ein ständiger Begleiter. Die meisten Patienten reagieren mutlos und verzweifelt, wenn die Medikamente nicht die erhofften Erfolge bringen. Andererseits mindert eine medikamentös erreichte Symptomfreiheit die ohnehin oft geringe Bereitschaft, sich mit ihrer Krankheit näher zu beschäftigen. Sie betrachten ihren Körper als reparaturbedürftige Leistungsmaschine und neigen dazu, die Verantwortung für die Heilung anderen, vor allem Ärzten, zu übergeben. Die Chance, im Leiden tieferes Wissen über sich selbst zu erhalten und symptomfreie Phasen besonders zu nutzen, um sich den Hintergründen zuzuwenden, wird (zunächst) vergeben. Statt die Schmerzen durch Medikamente zuzudecken, müßte den Patienten möglich sein, Entspannungs- und Bewegungsübungen zu erlernen, die chronische Schmerzen beseitigen oder zumindest lindern können. Eigene Selbstheilungskräfte zu mobilisieren bedeutet, verantwortlicher für das eigene Befinden zu sorgen.

Viele Patienten leiden schon seit Jahren an ihrer Erkrankung. Zu den Folgen gehören oft lange Krankenhausaufenthalte, die auch von Angehörigen und Freunden eine Umstellung verlangen. Die Patienten erleben soziale Beeinträchtigungen: die Schul- oder Berufsausbildung wurde abgebrochen, verzögert oder sie mußten ihren Beruf wechseln. Die Angst, den Arbeitsplatz zu verlieren, setzt die Patienten zusätzlich unter Druck. Einige sind arbeitslos oder beziehen eine Rente. Die Beziehungen zu Partnern und Familienangehörigen sind beeinträchtigt, die Freizeitgestaltung durch die Krankheit behindert. Wochenlanger Nahrungsverzicht, das Angewiesensein auf Medikamente und möglichst saubere sanitäre Einrichtungen spielen eine große Rolle im Alltag.

Gelegentlich ergeben sich Gespräche mit Angehörigen, die zeigen, welchen Belastungen sie durch die Krankheit ausgesetzt sind. Sie erleben großen emotionalen Druck. In der Absicht, den Patienten zu schonen, vermeiden sie, ihre Gefühle zu zeigen. Auch wenn sie das oft launische Verhalten des Erkrankten ärgerlich macht, sprechen sie dieses nicht aus. Die Eltern erkrankter Kinder verstecken oft die mit dem Krankheitsverlauf verbundenen Ängste und die Kränkung, daß ausgerechnet ihrem Kind so etwas widerfährt, voreinander. Da sie sich Problemen und seelischer Spannungszustände meist nicht bewußt sind, können sie sich nicht erklären, wieso ihr Kind erkrankt ist. Andererseits ahnen sie, daß diese Erkrankung ein Hinweis auf Konflikte sein könnte und fühlen sich schuldig. Ich versuche, die Angehörigen von diesen Gefühlen zu entlasten und ermutige sie, Wünsche für ein befriedigenderes Zusammenleben zu äußern. Ich halte die Einbeziehung Angehöriger für sehr nützlich, da alle betroffen sind, die miteinander leben, und es sich gezeigt hat, daß gebesserte Patienten hilfreich durch Angehörige unterstützt werden.

Einflüsse auf Entstehung und Verlauf der Erkrankung

Für das Zustandekommen funktioneller Störungen und in deren Verlauf auch organischer Schäden gibt es zahlreiche Belege. Viele Menschen erfahren an sich, daß unterdrückte Gefühle, Angst und unerfüllte Wünsche im Beruf oder in Beziehungen den Verlauf einer Krankheit beeinflussen oder gar auslösen. In unserer täglichen Erfahrung und unserer Sprache zeigen sich diese Zusammenhänge von Gefühlen, situativen Bedingungen und Körperreaktionen. Beispiele dafür sind: »Das verschlägt mir den Appetit« oder »Mir dreht sich der Magen um«. In solchen Ausdrücken zeigen sich die symbolischen Mitteilungen körperlicher Störungen. Ich motiviere Patienten zum inneren Gespräch mit dem betroffenen Organ und leite sie dazu an.

Bei den meisten Patienten fällt mir ein geringes Selbstwertgefühl auf. Sie neigen dazu, Konflikte nicht wahrzunehmen bzw. nicht auszutragen. Wut und Ärger werden »hinuntergeschluckt«. Sie haben nicht gelernt, aggressive Spannungszustände anders als passiv hinzunehmen. Junge Erwachsene sind bestrebt, möglichst lange in der Familie zu bleiben und versorgt zu werden. Sie scheinen nicht darauf vorbereitet, Verluste und Trennungen zu bewältigen. Ihnen fällt schwer, in sich »hineinzuhorchen« und seelische Empfindungen zu beschreiben. Medizinische Behandlungserfahrungen bei organfixierten Ärzten verstärken ihre Versuche, die Krankheit als isolierten körperlichen Vorgang zu betrachten. Mein Angebot, einen körperlichen Prozeß als ganzheitlich, seelisch und körperlich, zu verstehen, stößt zumeist auf Unverständnis und Mißtrauen.

Viele Patienten neigen zu Extremen im Umgang mit ihrer Erkrankung. Sie verharmlosen ihren Zustand: »Mein Colitchen« oder deuten kleinste Anzeichen von Unwohlsein als Vorläufer eines neuen Schubs. Die Einstellung zum eigenen Körper ist oft eher negativ, er wird als unlustverursachender Gegenstand behandelt.

Was ist Gestalttherapie und wie wende ich gestalttherapeutische Methoden an?

Die Gestalttherapie ist ein ganzheitliches Therapieverfahren und wurde von Hilarion Petzold zur Integrativen Therapie, wie sie am Fritz-Perls-Institut gelehrt wird, weiterentwickelt. Ich nehme dort an der berufsbegleitenden Weiterbildung teil. In der Gestalttherapie werden traumatisch erlebte, »vergessene« Situationen als unvollständig verstanden, die damit verbundenen Gefühle leben fort, die Gestalt bleibt unabgeschlossen. Ein Beispiel dafür kann der nicht vollzogene Abschied, die fehlende Trauer um einen geliebten Menschen sein. Die Lebensgeschichte eines Menschen zeigt sich in Mimik, Gestik, Haltung, Bewegung und körperlichen Störungen. Nicht akzeptierten Persönlichkeitsanteilen und abgelehnten Lebenserfahrungen zu begegnen erfordert Mut und die Bereitschaft, unvollendete Situationen erneut zu durchleben, abzuschließen und damit in die eigene Person »hineinzunehmen«. Eine meiner Patientinnen hat eine Fistel, die sich stets dann »zu Wort meldet«, wenn Frau A. sich überfordert oder schwelende Konflikte sie belasten. Seitdem sie gelernt hat, ihre Fistel als wertvolles Signal, etwas zu verändern, anzusehen und sie liebevoll behandelt, sind die Beschwerden wesentlich seltener geworden. Die meisten Menschen erleben ihre Krankheit als lästigen Störenfried, der schnell wieder verschwinden soll. Ich gebe meinen Patienten Hinweise, daß die Erkrankung mit ihnen und ihrem Leben zu tun hat und sie verstehen können, was sie ausdrückt. Die Botschaft der Störung zu begreifen heißt, den Zusammenhang zwischen Lebenseinstellungen, Verhaltensweisen, Ereignissen und Lebensbedingungen herzustellen.

Im Verlauf einer Therapie lernen Menschen, sich umfassender zu verstehen, ihre Wünsche angemessen auszudrücken und zu befriedigen und ihr Gesundheitsverhalten zu verbessern. Rollenspiele, Bewegungs- und Phantasieübungen, Mal- und Tonarbeiten werden in die Behandlung einbezogen. In rückblickenden Gesprächen finden sich zu Beginn und im Krankheitsverlauf häufig einschneidende Lebensereignisse und chronische Belastungssituationen. Die Krankheit als Teil des eigenen Lebens, der eigenen Person zu begreifen ist die wichtigste Voraussetzung, um die körperlichen und seelischen Belastungen zu bewältigen, die Beschwerdehäufigkeit und -intensität zu vermindern, wie auch die eigene Befindlichkeit zu verbessern. Therapeutische Gespräche schaffen eine emotionale Entlastung, vermitteln Hoffnung und erlauben den Ausdruck zurückgehaltener Gefühle und Gedanken. Sie führen dazu, den Patienten erlebnis- und kontaktfähiger zu machen und stabilisieren ein neues Selbstwertgefühl. Der Erfolg einer Therapie ist entscheidend bestimmt vom Verhältnis zwischen Therapeut und Patient sowie von der Persönlichkeit des Therapeuten. Ich halte die Gestalttherapie wegen des vielfältigen und flexiblen Vorgehens bei psychosomatischen Erkrankungen für besonders geeignet.

Abschließend möchte ich als Konsequenz meiner Erfahrungen und von Untersuchungsergebnissen ein ganzheitliches Behandlungsangebot an jedem Krankenhaus befürworten. Hier sind entscheidende Weichenstellungen bei Patienten möglich, die von sich aus keine psychologischen Hilfen beanspruchen würden.

Anthroposophische Medizin: Versuch einer gemeinsamen Standortbestimmung

Aus der Erfahrung einer Zusammenarbeit anthroposophischer und nicht-anthroposophischer Ärzte

Chronisch entzündliche Darmerkrankungen stellen für die Betroffenen eine erhebliche Belastung nicht nur im Körperlichen, sondern auch im Seelischen dar. Insbesondere die Erstdiagnose einer solchen Krankheit – häufig schon in jugendlichem Alter – bedeutet einen tiefen Einschnitt, weil die Betroffenen sich nicht nur mit einem »Jetzt-krank-Sein«, sondern auch mit einem »Voraussichtlich-krank-Bleiben« auseinandersetzen müssen. Häufig wird wegen des hierdurch ausgelösten unerträglichen seelischen Drucks diese Auseinandersetzung nicht bewußt vollzogen. Auch drängt sich die Frage nach dem »Warum?« bzw. dem »Warum gerade ich?« auf, die Anlaß zu Grübeleien und Selbstvorwürfen werden kann: Leicht findet sich eine scheinbare Antwort, nämlich in einem persönlichen Versagen: die Betroffenen fühlen sich schuldig, weil sie krank sind. Viele neigen deshalb dazu, die Erkrankung aus sich selbst auszugrenzen bzw. nicht als zu sich selbst gehörend zu erleben – die berechtigte Ablehnung einer persönlichen Schuld verhindert damit die Entwicklung von Eigenverantwortung für die Erkrankung und ihre Konsequenzen. Daraus kann sich ergeben, daß der Patient seine Krankheit dem Arzt als Problem mit der Maßgabe präsentiert, es für den Patienten, und zwar möglichst ohne sein aktives Mitwirken und ohne unangenehme diagnostische oder therapeutische Maßnahmen, zu lösen – etwa so, wie man ein defektes Automobil in der Werkstatt abliefert. Vorgeschoben wird die Ablehnung unangenehmer Maßnahmen dabei meist damit begründet, die Ärzte würden sie ohnehin nur aus Eigeninteresse durchführen.

Diese hier bewußt nur skizzierte Einstellung trifft nun auf der Seite der Ärzte leider allzu häufig auf eine Haltung, die in denkbar ungünstiger Weise dazu paßt: Es ist dies die Tendenz zur organbezogenen Betrachtungsweise einer Erkrankung (»Ersatzteilmedizin«) und das sich daraus ergebende Unverständnis für bestimmte, damit nicht in Übereinstimmung zu bringende Verhaltensweisen des Patienten, der sich in diesem Modell als »Laie« widerspruchslos in Anordnungen des »Fachmannes« zu fügen hätte.

Vor diesem Hintergrund ist verständlich, daß auf der einen Seite Patienten mit chronisch entzündlichen Darmerkrankungen weithin als

»schwierig und undankbar« gelten, und auf der anderen Seite den Ärzten Mißtrauen und Skepsis in Bezug auf Sinn und Notwendigkeit der von ihnen vorgeschlagenen Maßnahmen entgegenschlägt. Das fehlende naturwissenschaftliche Wissen über die Krankheitsursachen und die Tatsache, daß eine Heilung im eigentlichen Sinne meist nicht möglich ist, verschlimmern dieses Dilemma. Tritt nun noch der Umstand hinzu, daß aufgrund der doch relativen Seltenheit der chronisch entzündlichen Darmerkrankungen auf beiden Seiten ein unzureichender Informationsstand über naturwissenschaftlich gesicherte und/oder durch ausreichende Erfahrung bewährte Diagnose- und Therapieverfahren besteht, dann wird verständlich, warum die Krankengeschichten so vieler Betroffener durch enttäuschte Hoffnungen, abgebrochene Krankenhausaufenthalte und häufigen Arztwechsel gekennzeichnet sind. Nicht selten steht am Ende einer solchen Entwicklung die völlige Abkehr von der naturwissenschaftlichen Medizin.

Der Weg aus der geschilderten Sackgasse wird sich nur finden lassen, wenn Patient und Arzt ihn gemeinsam suchen. Jedoch liegt auf der Hand, daß der Arzt dabei aufgefordert ist, den ersten Schritt zu tun, indem er zwei Voraussetzungen erfüllt und miteinander verknüpft. Einerseits sind solide Kenntnisse und Erfahrungen in Diagnostik und Therapie chronisch entzündlicher Darmerkrankungen erforderlich: die rationale Dimension der Medizin muß auf einem hohen und aktuellen Stand repräsentiert sein. Andererseits müssen der Wille und die Fähigkeit gegeben sein, den Betroffenen in seiner menschlichen Ganzheit und in seiner Individualität wahrzunehmen, sich auf seine spezielle Biographie und Lebenssituation einzustellen, seine Ängste und Hoffnungen wahr- und dann auch ernstzunehmen: die emotional-intuitive Dimension der Medizin, die in ihren Ursprüngen auch Schamanen und Medizinmänner einschließt, muß gewahrt bleiben. Anzustreben ist dabei die Ausbildung einer im Fachlichen und Menschlichen tragfähigen Beziehung, bei der der Arzt den Patienten nicht behandelt, sondern mit ihm ein gemeinsames Handlungskonzept findet.

Hier nun kann sich die »Nahtstelle« zur anthroposophischen Medizin ergeben, die nach unserer Auffassung keine Sonderform der Allgemeinmedizin, keine Alternativ- oder Außenseitermethode ist. Sie will auf der naturwissenschaftlichen Basis der heutigen Medizin aufbauen und sie um eine Menschenkunde ergänzen, die die lebendigen, seelischen und geistig-individuellen Schichten des Menschen umfassend beschreibt. Von dieser Voraussetzung ausgehend und vor dem Hintergrund der vorangegangenen Ausführungen stellt sich für den Kranken also nicht die Frage, ob er sich »anthroposophisch behandeln« lassen will, sondern ob er die in der Anthroposophie erkannten Prinzipien des Menschseins, des Krank- und Gesundseins ergreifen und als »Werkzeuge« einsetzen möchte bei der Überwindung seiner Erkrankung. Gefordert ist also eine intellektuelle und emotionale Überprüfung der »Weltanschauung« im Wortsinne, zumindest bei den Patienten, die anläßlich ihrer Krankheit sich erstmals mit der Anthroposophie auseinandersetzen.

Die alte Ganzheit des Menschen von Leib, Seele und Geist erfährt durch die Anthroposophie eine auch dem modernen Bewußtsein zugängliche Beschreibung.

Viele Elemente im menschlichen Organismus und im menschlichen Leben finden eine ganz neue Beleuchtung. Als ein Beispiel sei die Sinngebung der Krankheiten genannt. Für eine heutige Denkart ist es sicher schwer, in einer Krankheit auch einen Sinn für das Leben zu entdekken. Gerade hier kann eine anthroposophische Menschen- und Weltkunde zeigen, daß im Rahmen des Entwicklungsgedankens jedes einzelnen Menschen Krankheit zwar durchaus Krise, aber auch Chance zu ihrer Bewältigung und damit ganz allgemein zur Wandlung ist. Jeder Mensch lebt die großen Entwicklungszeiträume der Erden- und Weltevolution mit, wobei er zwischen sich wiederholenden Erdenleben (Reinkarnation) und großen Zwischenräumen rein geistiger Existenz, aus denen von einem Schicksalsgesetz (Karma) in das nächste Erdenleben hineingewirkt wird, wechselt. Krankheiten sind somit oft Ausgleich für früher zurückgelassene Unfähigkeiten oder auch Verfehlungen; als in der Vorbereitung eines neuen Erdenlebens selbstgesetzter Widerstand erfahren sie eine Interpretation, die der eingangs erwähnten Schuldfrage nahekommt, ohne daß sich daraus eine resignative Lähmung ergeben muß.

Aus anthroposophischer Sicht kann als eine wesentliche Ursache der chronisch entzündlichen Darmerkrankungen das zu tiefe Eindringen seelischer Tätigkeiten in die leiblich-organische Struktur des Magen-Darm-Trakts bezeichnet werden. Die menschliche Seele als Mittler zwischen Leib und individuellem Geist bewegt sich rhythmisch mit der Atmung, indem sie durch die Einatmung tiefer in den Leib eingreift, und mit der Ausatmung sich aus diesem wieder löst. Im Besitz dieser Kenntnis hieß Psyche in der alten griechischen Kultur sowohl Atmung wie Seele. An allen Orten im leiblichen Organismus findet Atmung statt, indem vom Seelischen in ihn hineingearbeitet wird, das Seelische sich aber jeweils aus den organischen Bedingungen auch wieder befreit. Bei den chronisch entzündlichen Darmerkrankungen kommt es nun zu einer starken Verfestigung seelisch-leiblicher Strukturen, wobei das Darmgebiet betroffen ist. Der eigentliche geistige Anteil des Menschen, sein »Ich«, wird dabei entweder mit in diese leiblich-seelische Verfestigung gerissen (Morbus Crohn) oder er bleibt zurück, ist also zu wenig leibzugewandt (Colitis ulcerosa). Es gehört zu den wesentlichen Erkenntnissen Rudolf Steiners, daß ein zu tiefes Eindringen von seelischen und geistigen Tätigkeiten ins Leibliche und ein ungenügendes Sich-wieder-daraus-Lösen Abbau oder Zerstörung des Leibes bedeutet. Dieser vom Seelisch-Geistigen bewirkte Abbau erklärt die gut bekannten morphologischen Veränderungen am Darm (Geschwüre, Fistelungen usw.). In den Entzündungsvorgängen dagegen versucht der Leib mit seinen Möglichkeiten, Seele und »Ich« wieder aus sich herauszusetzen. Insofern haben die Entzündungsvorgänge bei diesen Krankheiten auch immer einen Aspekt der Selbstheilung. Warum nun seelische und geistige Vorgänge beim einzelnen zu tief in das Organische des Magen-Darm-Trakts eingreifen, muß aus der individuellen Situation jedes Patienten beantwortet werden. So gleichartig die im Leiblichen zu beobachtenden Veränderungen sind, so individuell sind doch die seelisch-geistigen Verhältnisse, die uns in jedem einzelnen Patienten begegnen. Insofern muß auch die Therapie immer individuell gehandhabt werden.

Wie eingangs erwähnt, ist es sicher eine der wichtigsten therapeutischen Maßnahmen, den Patienten zu einer aktiven Mitarbeit zu gewinnen. Das klingt leichter, als es oft zu verwirklichen ist. Ist doch – wie oben geschildert – der Kranke gerade von seiner seelischen Seite stark in die Leibesvorgänge eingebunden und insofern in seinen Handlungen durchaus nicht frei. Chronisch entzündliche Darmerkrankungen sind gerade auch in der Anschauung einer anthroposophisch-ergänzten Medizin typische psychosomatische Erkrankungen. Deshalb kommt auch der Mitbehandlung durch einen psychosomatisch geschulten Arzt und der Gesprächstherapie ein hoher Stellenwert zu. Auch können hier ganz neue Formen einer Pastoralmedizin, also der Zusammenarbeit von Seelsorger und Arzt, entwickelt werden.

In die gleiche Richtung wirkt dann auch die künstlerische Therapie, bei uns Heileurythmie und Musiktherapie. Die Heileurythmie ist eine besondere Form der Bewegungstherapie, die unmittelbar die Lebendigkeit des leiblichen Organismus anregt und die Polarität von Verfestigungs- und Entzündungstendenz harmonisiert. Daß Musik auf das Seelische und von dort aus vermittelnd auf Leibesvorgänge wirkt, ist heute allgemein anerkannt und sicher für viele auch eine persönliche Erfahrung. In der Musiktherapie werden nun die verschiedenen Elemente der Musik (Tonarten, Intervalle, Rhythmus, Melodie, Harmonie usw.) gezielt therapeutisch eingesetzt, wobei wiederum die Aktivität des Patienten außerordentlich wichtig ist und insofern einfach zu handhabende Instrumente Verwendung finden.

Natürlich haben auch Arzneimittel bei der Behandlung eine große Bedeutung. Neben den heute üblichen synthetischen Mitteln werden speziell aus der anthroposophischen Medizin stammende Arzneimittel angewandt, die im einzelnen hier nicht aufgezählt werden können. Ihr Wirkprinzip geht von der Voraussetzung aus, daß Mensch und Naturreiche (Mineral, Pflanze, Tier) eine gemeinsame Entwicklung genommen haben und damit Verwandtschaft besteht. Alle Heilmittel sind so konzipiert, daß die geschilderten Störungen im Leibe wieder in gesunde Gleichgewichtsverhältnisse gebracht werden und dabei die Selbstheilungskräfte einbezogen sind.

Schließlich finden auch die Möglichkeiten der physikalischen Therapie Anwendung, z. B. durch beruhigende Lavendelölbäder, sogenannte Nährbäder oder bestimmte Formen der rhythmischen Massage, die die aufbauenden Stoffwechseltätigkeiten anregt.

Es ist hervorzuheben, daß in jedem Einzelfall nach einer wirklichen Synthese zwischen naturwissenschaftlicher Medizin und ihrer Ergänzung durch die anthroposophische Menschenkunde gesucht wird. Der Patient fällt eine persönliche – von Ärzten und Therapeuten unter Berücksichtigung des Schweregrades der Erkrankung und individuell – biographischer Gesichtspunkte beratend mitgeprägte – Entscheidung über die Therapie. Dabei reicht das Spektrum von der ausschließlichen Anwendung naturwissenschaftlich anerkannter Verfahren, wobei allerdings die Art der Beziehung zwischen Patient und Arzt durch die dargestellten Überlegungen positiv beeinflußt wird, über die Miteinbeziehung von Heileurythmie und/oder Musiktherapie bis hin zu einem Konzept, das sich ausschließlich am anthroposophischen Menschen- und Krankheitsbild orientiert. Wir sehen unsere Aufgabe dabei auch darin, die eingangs beschriebene Gefahr einer völligen Abkehr von der naturwissenschaftlichen Medizin bei den Patienten abzuwehren, die in der Vorstellung zu uns kommen, hier eine von den Erkenntnissen der »Schulmedizin« unberührte »Alternativmedizin« anzutreffen.

Die chronisch entzündlichen Darmerkrankungen rufen Ärzte, Pflegende und Therapeuten auf, Menschen in einer Lebenssituation zu helfen, in der sie in ihrer freien Persönlichkeitsentfaltung außerordentlich stark behindert sind. Weil Ursachenforschung und Therapie hier noch so unvollständig sind, sollte dabei keine dogmatische Einengung auf eine alleingültige Wissenschaft erfolgen. Die Zukunft wird erweisen müssen, inwieweit die Ergänzung durch die Anthroposophie dazu beitragen kann, diese Krankheiten zu heilen. Heilung soll hier auch die Befreiung des Seelischen aus den leiblichen Bedingungen als Voraussetzung für eine gesunde, freie Entwicklung des Einzelnen bedeuten. Der pragmatisch ausgerichtete Skeptiker, wie er auch in unserem Team vertreten ist, wird das aufgezeigte Welt- und Menschenbild nur bedingt im Sinne eines die irrationalen Bedürfnisse der Menschen befriedigenden Modells begreifen können. Auch er muß sich aber nicht den positiven psychologischen Auswirkungen der darin enthaltenen Sinngebung verschließen, die einerseits den Gesundungswillen des Patienten, andererseits den Heilungswillen des Arztes aktiviert.

Die internistisch-psychosomatische Behandlung

Seit fast 40 Jahren sind die Krankheiten Colitis ulcerosa und M. Crohn in unserer internistisch-psychosomatischen Klinik einer der Schwerpunkte der stationären und ambulanten Diagnostik und Therapie. Am Anfang stand die Erfahrung von Friedrich Curtius, 1943, daß mit Hilfe einer hypnotischen Entspannung bei dem nicht selten schwerkranken, oft depressiven und entmutigt wirkenden Patienten mit Colitis ein Gefühl von therapeutisch hochwirksamer Gelöstheit und tiefgreifende Entspannung erreicht werden kann. Ihre Wirkung liegt in dem Einfluß auf die Funktion des Darmes, d.h. die Störungen der Funktion der Schleimhaut und der Darmmuskulatur mit krampfhaften Darmschmerzen, häufigen Entleerungen und weiterer Einbuße vegetativ (=unwillkürlich) gesteuerter Funktionen des Darmes. Nicht minder groß war die positive Auswirkung dieser Therapie auf das oft erheblich beeinträchtigte seelische Befinden mit allen seinen Folgen.

Diese ersten Erfahrungen 1943 bildeten den Ausgangspunkt einer Reihe weiterer entspannungs- und psychotherapeutisch wirksamer Maßnahmen, die in unserer Klinik neben aller notwendigen medikamentösen und diätetischen Behandlung angewendet werden.

Diese Klinik gehört zum Zentrum Innere Medizin in der Universität. Die Patienten werden im akuten Schub, nach einer Operation oder nach längere Zeit unbefriedigend verlaufener konservativer Therapie stationär eingewiesen oder ambulant zur Untersuchung, Beratung oder Therapie in die Sprechstunde und Poliklinik überwiesen. In enger Zusammenarbeit mit den anderen Kliniken und Instituten werden selbstverständlich auch spezielle wissenschaftliche Fragen besonders zur Aufhellung der Ursachen dieser Krankheiten untersucht. Ebenso werden die Ergebnisse der Therapie ständig überprüft, um vor allem auch Langzeiterfahrungen auszuwerten, da unsere ersten Patienten vor 3–4 Jahrzehnten bei uns waren.

Das Universitätsklinikum und so auch unsere Klinik befindet sich auf einer weitläufigen, gewachsenen und wachsenden Anlage in landschaftlich reizvoller Umgebung am Stadtrand von Lübeck.

Unsere Erfahrungen beruhen auf der Diagnostik und Therapie von bisher 1868 Patienten mit Colitis ulcerosa und 473 Patienten mit M. Crohn.

Wichtige Voraussetzungen der kombinierten Therapie

Der mehrdimensionale Ansatz der Behandlung ist dann am wirksamsten, wenn eine enge Zusammenarbeit der Beteiligten gewährleistet ist. Die Koordination sollte möglichst konstant in der Hand eines Arztes oder einer therapeutischen Gruppe verbleiben, die über die notwendigen internistischen ebenso wie psychotherapeutischen Kenntnisse und Erfahrungen verfügt. Eine Verteilung der Kompetenzen im Sinne des Mottos »ein Arzt für die Seele, ein Arzt für den Darm« läßt sich relativ selten optimal verwirklichen.

Der psychosomatische und psychotherapeutisch orientierte Arzt hat die Aufgabe, das Gewicht bedeutsamer Persönlichkeitsmerkmale und konflikthafter Anteile, die bei der Entstehung der Krankheit oder des einzelnen Schubes mitwirken können, zu untersuchen und in die Behandlung einzubeziehen; weiterhin muß er auslösende Faktoren seelischer und sozialer Art erkennen und krankheitsabhängige, d.h. als Folge der Krankheit eingetretene psychische Veränderungen abgrenzen.

Der Arzt, der mit der psychosomatischen Therapie vertraut ist und betraut wird, – eine Therapie, die die medikamentöse und diätetischen Maßnahmen erweitert und ergänzt –, bildet den direkten und immer verfügbaren Bezug zum Patienten und ebenso zu allen an der Therapie Mitwirkenden, also den einzelnen speziellen Psychotherapeuten, den Krankenschwestern, Krankengymnastinnen und Diätassistentinnen. Ob und wann z.B. eine endoskopische oder radiologische Untersuchung erfolgt oder eine Änderung der medikamentösen Therapie, bespricht ebenfalls der Arzt mit dem Patienten, der ihn am besten kennt; ebenso wird das Ergebnis von Untersuchungen oder Kontrollbefunden möglichst durch ein und denselben Arzt mitgeteilt.

Die Zusammenarbeit bezieht sich natürlich auch auf die konsiliarisch tätigen Ärzte, vor allem den Chirurgen, ebenso wie auf den Arzt, der den Patienten in die Klinik einweist und nach der stationären Therapie wieder die hauptverantwortliche Nachsorge übernimmt.

Nur mit einer sorgfältigen Koordination und Kooperation aller Beteiligten ist es möglich, die verschiedenen Therapieformen aufeinander abzustimmen und die für den einzelnen Patienten bestmögliche Kombination zu verwirklichen. Die Therapie folgt wie kaum eine zweite keinem starren Schema. Schwere, Form und Dauer der Krankheit verlangen, ebenso wie die individuellen Besonderheiten des Kranken und seiner

Krankheit, ständig eine jederzeit abwägende Einstellung des Arztes zu den medikamentösen Anteilen ebenso wie zu den einzelnen psychotherapeutischen Verfahren.

Die stationäre Therapie im akuten Schub oder bei chronifiziertem Verlauf

Am Anfang aller Therapie steht das *diagnostische* Gespräch. Hierzu gehören Zeit, Einfühlungsvermögen und Ausgewogenheit, um die notwendigen Informationen über erforderliche Untersuchungen und ihre Ergebnisse zu vermitteln und dabei Fehler zu vermeiden, z.B. falsche, unbedachte oder mißverständliche Deutungen zu geben, die den Patienten mit medizinischem Halbwissen anreichern und ihm womöglich schaden, jedenfalls ihm nichts nützen. So wichtig auch eine gründliche Information des Patienten über seine Krankheit ist, so wenig wird oft überlegt, wieviel Unsicherheit und Ängste bruchstückhafte Mitteilungen über einen speziellen Befund zum unrechten Zeitpunkt auslösen können (z.B. in unmittelbarem Zusammenhang mit einer speziellen Untersuchung durch Endoskopie, Röntgen, Sonographie). Wenn früher der Arzt nicht selten allzusehr geschwiegen hat, als ginge den Patienten seine Krankheit nichts an, so wird heute mitunter eine Aufklärung praktiziert, die ungefiltert und ohne genügenden Bezug auf mögliche Reaktionen des Patienten und seine Struktur manchmal gnadenlos erscheint. Hierzu gehören auch Broschüren, die bereits in Apotheken ausliegen oder über den Beipackzettel von Medikamenten angefordert werden können. So liest der Patient z.B. Überschriften wie »Einmal Colitis, immer Colitis ...« oder wie »dies besagt, daß sie einen lebenslangen Verlauf nehmen und immer wieder in Schüben auftreten wird« – Sätze, die in ihren Pauschalaussagen nicht nur unrichtig sind, sondern genau das entbehren, was der Patient braucht, nämlich eine den objektiven und subjektiven Gegebenheiten gemäße Information.

Für ebenso wichtig halten wir das *therapeutische* Gespräch, in dem ohne Zeitdruck die Inhalte der kombinierten Therapie erläutert werden, d.h. der medikamentösen Behandlung durch den Arzt, der Diät durch die Diätassistentin. Diese bespricht mit dem Patienten die für ihn erforderliche Kost, in der Extremes vermieden wird. Leider erhalten viele Patienten noch immer eine einseitige und kalorisch unzureichende Diät, während der oft herabgesetzte Allgemeinzustand und schlechte Appetit gerade eine abwechslungsreiche und die Wünsche des Patienten berücksichtigende Ernährung erforderlich machen. Verboten ist Nikotin, zu meiden sind Alkohol sowie kalte und blähende Speisen und Getränke, selbstverständlich auch die Nahrungsmittel, die der Patient nicht verträgt. Den Zucker sorgfältig wegzulassen, ist bisher ebenso wissenschaftlich noch nicht genügend begründet, wie das Meiden bestimmter Fette. Die Diätassistentin ist stets bereit, um im Verlaufe der Krankheit gewünschte oder notwendige Änderungen und Ergänzungen besprechen zu können.

Im Mittelpunkt der *Entspannungs-* und *Psychotherapie* stehen:

- Tiefenentspannung als Einzeltherapie,
- autogenes Training als Gruppentherapie,
- krankengymnastische Behandlung als Einzel- und Gruppentherapie,
- konfliktzentriertes Initialgespräch als Einzeltherapie,
- stützende Gesprächstherapie als Einzeltherapie,
- Musik- und Maltherapie als Gruppentherapie,
- tiefenpsychologische Psychotherapie als Einzel-, Familien- oder Gruppentherapie.

Die *Tiefenentspannung* als Einzel- und *Autogenes Training* als Gruppenbehandlung gelten den vegetativen und seelischen Anteilen, die einen Krankheitsschub auslösen und den Verlauf der Krankheit beeinflussen können. Der oft entmutigte, verängstigte, erschöpfte und depremierte Patient lernt über das Gefühl tiefer Gelöstheit und Geborgenheit, »sich fallenzulassen« und erlebt oft sehr rasch dabei einen Rückgang von schmerzhaften durchfälligen Entleerungen und Darmkrämpfen; gleichzeitig vermag er unter dieser Behandlung ein enges Vertrauensverhältnis aufzubauen. Er lernt, die Funktionen seines Körper selbst beeinflussen zu können und körperliche und seelische Spannungen auszugleichen. Hierzu gehören auch die verhaltensorientierten Möglichkeiten innerhalb der Psychotherapie.

In die psychosomatische Behandlung wird sehr bald eine *Krankengymnastin* eingeschaltet. Sie hat die Aufgabe, je nach Schwere der Krankheit zur körperlichen Entspannung des Patienten beizutragen. Bei krampfhaften Beschwerden, Blähungen und Anspannungen der Bauchmuskulatur sowie schmerzhaften Entleerungen werden zusätzlich leichte Leibmassagen angewendet. Abgestimmt auf die Struktur des Kranken, seine Belastbarkeit und Reaktionsweise erlernt er zunächst allein, bald innerhalb einer Gruppe, mit Hilfe krankengymnastischer Übungen nicht nur die Skelettmuskulatur wieder zu kräftigen, sondern Stuhlgang und Verkrampfungen auszugleichen. Hierzu gehören auch Therapieformen wie die *funktionelle Entspannung* und *konzentrative Bewegungstherapie*.

Den Inhalt des *konfliktzentrierten Initialgesprächs* und der sich anschließenden *stützenden Gesprächstherapie* bilden die seelischen und sozialen Belastungen, die nicht selten in enger zeitlicher Beziehung zum Beginn der Krankheit stehen oder eine Folge der Krankheit sind. Der Patient kann diese mitwirkenden Faktoren oft spontan beschreiben und erfährt in der nunmehr gemeinsamen Suche nach Lösungen solcher Konflikte Entlastung und Zuversicht. Wir messen dieser *gleichzeitig* zur somatischen Behandlung einsetzenden Psychotherapie eine große Bedeutung bei, weil die Patienten innerhalb des Verlaufes der Krankheit nicht selten Einschränkungen in ihrer Ausbildung und beruflichen Entwicklung ebenso hinnehmen mußten wie in der Entwicklung ihrer Persönlichkeit im Kontakt zu Mitmenschen, Freunden und Familie, bis hin zu befürchteten oder eingetretenen Versagungen und Verlusten. Die Patienten gestehen sich manchmal diese Folgen nicht ein (»Verleugnung«) oder fühlen sich hierdurch besonders belastet und deprimiert. Sehr bald steht dann nicht der Darm mehr im Mittelpunkt des therapeutischen Bündnisses, sondern Lebensgeschichte und Lebensbild des Patienten und die daraus ableitbaren möglichen oder wahrscheinlichen Beziehungen zur Entstehung und zum Verlauf der Krankheit.

Als eine wesentliche Hilfe erlebt der Patient hierbei die *musik-* und *maltherapeutischen* Hilfen, die ihm Einblick in diese Zusammenhänge vermitteln und für ihn ebenso aufschluß- wie hilfreich sind.

Sobald der körperliche und psychische Befund stabilisiert ist, stellt sich die Frage nach einer die Psychotherapie erweiternden *tiefenpsychologischen* Behandlung, die als Einzel-, Familien- oder Gruppentherapie möglich ist. Ihr Ziel ist die angemessene Verarbeitung innerer, unbewußter Konflikte, um tragfähige Kompromißlösungen zu finden und z.B. Depressivität, Gehemmtheit oder fehlerhafte Verhaltensweisen oder Ersatzlösungen abzubauen. Auch hierbei muß der Psychotherapeut internistisch erfahren sein oder in enger Verbindung mit dem somatisch behandelnden Arzt stehen, um die Schwelle der augenblicklichen Belastbarkeit des Patienten nicht zu überschreiten und Intensität und Umfang der Therapie sorgfältig abwägen zu können.

Sobald das Therapieziel erreicht ist, nämlich eine ausreichende körperliche und psychische Stabilisierung, beginnt der zweite, nicht weniger wichtige Teil der Therapie.

Die ambulante Behandlung

Eine der wichtigsten Aufgaben liegt in der Nachbehandlung nach akutem Schub, nach erfolgter Operation oder nach Konsolidierung des entzündlichen Prozesses. Viele unserer Erfahrungen sprechen dafür, daß die Rückkehr zu den Anforderungen des Alltags, zu Familie und Beruf eine kritische Phase des Krankheitsverlaufes bedeutet. Während dieses Überganges und ebenso nach gelungener Integration sind innerhalb der gesamten Zeit, d.h. über Jahre hinweg, unverändert einfühlendes Verständnis und ständige therapeutische Bereitschaft nötig, die eine Gemeinschaftsaufgabe des bisher behandelnden Arztes und Psychotherapeuten, des Allgemeinarztes und der nächsten Bezugspersonen darstellt. Ein womöglich mühsam erreichter Behandlungserfolg kann schnell zunichte werden, wenn der Patient unvorbereitet oder forciert mit Belastungen konfrontiert wird, denen er noch nicht gewachsen ist.

Die einzelnen Komponenten der Nachbehandlung sind:

- regelmäßige Besprechung von Art und Dosis der medikamentösen Langzeittherapie,
- Fortsetzung der erlernten Entspannungsübungen allein und von Zeit zu Zeit in Gruppen, z.B. einmal wöchentlich oder vierzehntägig,
- Fortsetzung der stützenden Psychotherapie mit ständiger Verfügbarkeit, auch telefonisch und brieflich, bei auswärtigen und berufstätigen Patienten auch am Wochenende,
- Besprechung der Zeit und des Umfangs von Kontrolluntersuchungen,
- Fortsetzung und Abschluß der tiefenpsychologischen Psychotherapie.

Das Ziel dieser Maßnahmen liegt in der Ich-Stärkung, der Minderung der Ängste und Förderung der Selbständigkeit mit Hilfe einer stabilen Beziehung von Patient und Arzt.

Gleiches gilt auch für die *postoperative Psychotherapie*. In unserem Krankengut waren fast 1/3 unserer Patienten mit M. Crohn voroperiert oder mußten innerhalb unserer Behandlung der chirurgischen Klinik überwiesen werden. Der öfter nach einer Operation bestehende Durchfall mit funktioneller Komponente bildete ebenso eine Indikation für die psychotherapeutische Mitbehandlung wie die Verarbeitung des womöglich notwendig gewordenen vorübergehenden oder endgültigen künstlichen Darmausganges. Ebenso ist die Therapie oft notwendig für die nicht seltene zusätzliche depressive Verstimmung infolge des Bewußtseins der unvorhersehbaren Gefährdung durch ein Rezidiv.

Zur ambulanten Behandlung gehören auch die Ruhe und Zeit erfordernde Besprechung von Fragen, die oft ein erhebliches Gewicht bedeuten: weitere Ausbildung in Schule und Beruf, Rehabilitationsmaßnahmen, z. B. Indikation, Zeitpunkt und Ort eines Heilverfahrens, Dauer der Arbeitsunfähigkeit, Antrag auf Zeitrente, Umschulung. Nicht selten ist auch die Frage nach Zeitpunkt und Einfluß einer Schwangerschaft auf den Krankheitsverlauf zu klären.

Einen großen Wert besitzen für viele Patienten auch die *Selbsthilfegruppen*. Viele Probleme des Alltags, des Umganges mit der Krankheit und der Bewältigung notwendiger Beschränkungen lassen sich auch in Selbsthilfegruppen eingehend erörtern und ebenso auch lösen.

Schlußfolgerungen

Fragt man nach den Faktoren, die den Verlauf der Colitis ulcerosa und des M. Crohn beeinflussen, so werden am häufigsten genannt: Alter bei Beginn der Erkrankung, Schweregrad, Ausdehnung, Krankheitsdauer, Verlaufsform, vor der Krankheit bestandene seelische Struktur und Konfliktkonstellationen, seelische Folgen der Krankheit, Art, Lokalisation und Schwere von Komplikationen, Anzahl der Rückfälle, Therapieform, therapeutische Ansprechbarkeit der Krankheit und des Kranken.

Trotz mancher gegenteiliger Behauptungen konnten wir bei der Colitis ulcerosa keine strenge Abhängigkeit des Behandlungsergebnisses und der Prognose von der Krankheitsdauer und Lokalisation sowie Verlaufsform feststellen. Auch ließ sich bei Patienten gleichen Schweregrades selbst nach mehrjähriger, teilweise bis 15 Jahre und länger zurückliegender Krankheitsdauer noch ein günstiges Behandlungsergebnis erreichen.

Neben den aktuten Komplikationen wird von vielen die *Krebsgefährdung* als besonders wichtiger Faktor für die Beurteilung der Prognose angesehen. Aus unseren Feststellungen innerhalb der vergangenen 35 Jahre ist abzuleiten, daß zwar die Krebsgefahr bei einer Dauer der Colitis von länger als 10–15 Jahren leicht zunimmt, jedoch nur bei Befall des ganzen Dickdarmes und bisher praktisch ständig unbeeinflußtem Verlauf. Daraus resultiert, daß kein Grund zu Verängstigungen besteht, die dem Patienten z. B. ebenfalls wiederum durch Schlagzeilen wie »... da nach langer Laufzeit der Erkrankung das Risiko, an einem Dickdarmkrebs zu erkranken, rapide zunimmt« entstehen können.

Die Colitis leichten Schweregrades heilt unter einer konservativen Therapie bei den weitaus meisten Patienten ab. Die Prognose ist auch günstig, wenn Rückfälle auftreten, die wiederum therapeutisch meistens gut beeinflußbar sind. Oft genügt dann eine ambulante Behandlung. Der Patient ist in seiner Leistungsfähigkeit meistens nicht eingeschränkt.

Die Colitis mittelschweren und schweren Grades bedarf in der Regel einer mehrwöchigen Therpie. Treten keine ernsten Komplikationen auf, so kann eine ambulante Behandlung fortgesetzt werden, die den genannten individuellen Gegebenheiten Rechnung tragen muß. Auch hier ist die Prognose, bezogen auf die Leistungsfähigkeit und die Lebenserwartung ermutigender, als manche Statistiken aussagen.

Gleiche Erfahrungen konnten wir bisher bei den Patienten mit M. Crohn sammeln, wenngleich hier die Dauer des Beobachtungszeitraumes kürzer ist.

Zusammenfassend halten wir die Einbeziehung entspannungs- und psychotherapeutischer Maßnahmen bei der Colitis ulcerosa und dem M. Crohn für eine wichtige Ergänzung und Erweiterung der medikamentösen, diätetischen und operativen Therapie.

Erfahrungen mit Ärzten

Erfahrungen und Wünsche betroffener Menschen im Umgang mit ihren behandelnden Ärzten will ich auf den folgenden Seiten darstellen. Ich hoffe, daß sie zu Verhaltens- und Einstellungsänderungen auf beiden Seiten beitragen – auf der Seite des Arztes und auf der des erkrankten Menschen.

Kurz zusammenfassen möchte ich schlechte Erfahrungen, die Selbsthilfegruppenmitglieder im Umgang mit Ärzten berichten:

- Viele Ärzte haben keine ausreichenden Erfahrungen mit Diagnose und Therapie, da die Erkrankung verhältnismäßig selten vorkommt. Es fällt ihnen meist schwer, dem Patienten ihr begrenztes Wissen einzugestehen und auf andere Therapiemöglichkeiten hinzuweisen.
- Bei spezialisierten Ärzten werden häufig Darmspiegelungen kritisiert, wenn sie zu häufig und in entwürdigender Weise angewandt werden.
- Viele Ärzte, auch Spezialisten, beharren auf einer bestimmten medikamentösen Behandlung, ohne dabei die persönlichen Erfahrungen und Vorbehalte des Betroffenen ernst zu nehmen.

Die Wahl des »richtigen« Arztes

Für viele Betroffene ist schwer, einen Arzt zu finden, der ein breites Wissen auf dem Gebiet der chronisch entzündlichen Darmerkrankung hat. Meist braucht es Zeit, den individuell richtigen Allgemeinmediziner, Internisten und/oder Chirurgen zu finden:

Nach den Wünschen von Selbsthilfegruppenmitgliedern sollte der Arzt:

- Geduld und Einfühlungsvermögen besitzen, sich Zeit für Gespräche nehmen, den Betroffenen ernst nehmen und auf seine Fragen und Ängste eingehen,
- ein solides Wissen haben und neuere Forschungsergebnisse und Therapiemethoden kennen,
- mit dem Betroffenen zusammenarbeiten und Untersuchungsverfahren und Behandlungsmethoden mit ihm besprechen.

Corinna: »Es wäre schön, wenn mir der Arzt sein Wissen beratend zur Verfügung stellt, um mir Entscheidungen zu ermöglichen. Diese sollte er dann so weit wie möglich mir überlassen.«

Entscheidungshilfen und Hinweise: Betroffene sollten sich vor dem Arztbesuch bewußt machen, was sie vom Arzt wollen. Wer nach einem Arztbesuch unzufrieden ist, kann sich Klarheit verschaffen und aufschreiben:

- Welche Informationen habe ich erhalten?
- Welche Informationen fehlen mir?
- Wie fühlte ich mich im Gespräch und bei der Behandlung?

Es ist wichtig zu wissen, daß der Patient ein Recht auf Aufklärung und Mitbestimmung bei der Behandlung hat.

Hinweis: Zu rechtlichen Fragen, S. 125.

Bei Vertrauenskrisen ist es hilfreich, einen zweiten Arzt aufzusuchen.

Das Gespräch mit dem Arzt

Betroffene Menschen wünschen vom Arzt häufig mehr Zeit für Gespräche, um Fragen zu klären, Behandlungsmöglichkeiten zu verstehen und Handlungsmöglichkeiten zu beraten.

Wenn Fragen offen bleiben, fühlt sich der Betroffene zu wenig verstanden, ernst genommen und in die Behandlung einbezogen. Wichtige Gespräche lassen sich nicht zwischen Tür und Angel führen. Sie müssen vereinbart werden. Wenn der Betroffene ein längeres Gespräch mit dem Arzt wünscht, kann er ihm oder der Sprechstundenhilfe sein Anliegen mitteilen: »Ich habe eine Frage, die ich gerne einmal länger besprechen möchte. Ich brauche etwa 1/2 oder eine Stunde.« Aber auch der Arzt sollte dem Patienten von sich aus ein Gespräch anbieten, wenn er sicher gehen will, daß der Patient seine Maßnahmen verstehen und befolgen kann.

Da sich durch die Erkrankung die gesamte Lebenssituation verändert, wünschen Betroffene vielfältige Informationen. *Claudia:* »Ich möchte mich auf das Wissen des Arztes verlassen können und, daß er mir zuhört und meine Erfahrungen und mein Wissen ernst nimmt.« Ein Beratungsgespräch fehlt häufig zu Beginn der Erkrankung. *Doris:* »Mir ging es schlecht, da mich mein Mann enttäuscht hatte und ich Sodbrennen hatte. Das trat schon auf, wenn das Telefon läutete. Der Arzt, dem ich davon erzählte, gab mir Kompensan S. Davon ging das Sodbrennen weg, nur ab dann hatte ich immer

Durchfälle.« Das fehlende Verständnis des Arztes für die Lebenssituation des Patienten wird sich negativ auf die Vertrauensbildung auswirken. Wenn sich der Arzt durch die Art der Fragen des Betroffenen überfordert fühlt, sollte er auf weitere Hilfsangebote hinweisen.

Betroffene wünschen, mit dem Arzt über Behandlungsmöglichkeiten zu sprechen: Wie weit hilft eine Ernährungsumstellung? Reichen Astronautenkost oder Infusionen aus? Was bewirken Medikamente? Gibt es Medikamente mit weniger Nebenwirkungen?

Besonders in Zeiten stärkerer Betroffenheit fühlen sich viele Betroffene allein gelassen. *Frauke:* »Ich fühlte mich nicht aufgeklärt und mit Medikamenten vollgestopft.« *Hedwig* kritisiert die Hierarchie in ihren Beziehungen zu den Ärzten und fordert: »Der Arzt muß vom Sockel runterkommen und erkennen, daß er nur Feuerwehr ist. Medikamente dürfen die Zusammenarbeit nicht ersetzen.«

Besonders wenn Besserungen auf sich warten lassen, treten bei Betroffenem und/oder Arzt häufig Ungeduld auf. Das erschwert ein gemeinsames Beratschlagen. Grundsätzlich gilt, daß es hilfreich ist, wenn in der Beratungssituation entstehende Gefühle wie Angst oder Wut geäußert werden können. Denn sie blockieren sonst die Inanspruchnahme von Hilfe und Unterstützung des Arztes. Darüberhinaus sollte ein Beratungsgespräch klären, wie viel Unterstützung der Betroffene braucht und wie selbstverantwortlich er seine Genesung fördern kann.

Erfahrungen mit Diagnose und Therapie

Ich möchte hier aus der Sicht von Betroffenen Erfahrungen mit Darmspiegelungen beschreiben und Hinweise zu Blutuntersuchungen und Behandlungsmaßnahmen geben.

Betroffene wünschen sich, in ihren Fragen und Gefühlen vom Arzt ernst genommen zu werden. Häufig kritisieren sie, daß das Für und Wider einer Darmspiegelung nicht genügend besprochen wird. *Corinna:* »Auf meine Nachfrage erfuhr ich: Rektoskopien müssen sein und da soll ich mich nicht so anstellen.«

Ebenso kann während der Untersuchung das Einfühlungsvermögen fehlen. *Bernard* (Colitis im Schub): »Die Situation ist entwürdigend. Jeder will am liebsten zehnmal hineinsehen.« Eine andere Betroffene sagt in diesem Zusammenhang: »Ärzte wollen nur ihr Konzept durchsetzen. Sie sehen nur die körperliche Seite.«

So wie es für den Arzt wichtig ist, mit Hilfe von Darmspiegelungen Art und Ausmaß von Schädigungen zu erkennen und zu behandeln, so wichtig ist für den Betroffenen, sich diese Notwendigkeiten erklären zu lassen, um sich an Entscheidungen beteiligen zu können.

Hinweis: Häufige Wiederholungen sind immer vermeidbar. (Zur Befundkontrolle reichen Blutuntersuchungen, siehe S. 50.)

Vor der Untersuchung sollte man sich alle Fragen beantworten lassen. So erfuhr ich, daß bei Schmerzen im Analbereich auch ein dünneres Kinderrektoskop benutzt oder Schmerzmittel gegeben werden können. Für manche Betroffene ist wichtig, bei einer Koloskopie selbst in den Darm zu sehen. Betroffene sollten mit dem Arzt reden, wenn sie die Untersuchungen als Verletzung der eigenen Intimsphäre empfinden. Da das Befinden ebenso wichtig wie der Befund ist, sollten Betroffene ihre Gefühle ausdrücken.

Ich würde mir wünschen, daß Ärzte insgesamt mehr den »Gebrauchswert« von Blutuntersuchungen kennen: Was zeigt sich im Eiweiß-, Fett- und Elektrolytspiegel des Blutes und welche Schlußfolgerungen sind zu ziehen?

Hinweis: Bestimmung der Entzündungsaktivität S. 48; Mangelerscheinungen S. 51; Tabelle der Laborbefunde S. 130.

Im Auswertungsgespräch läßt sich klären, was der Betroffene durch eine gesunde Ernährung, was durch Astronautenkost, Infusionen oder Medikamente erreichen kann.

An den Schluß möchte ich einige Therapievorschläge stellen, die individuell mit dem Arzt diskutiert werden können:

- Es gibt eine darmschonende, durchfallhemmende, die Immunabwehr unterstützende Ernährung (s. S. 98).
- Durch Astronautenkost oder Infusionen können Mangelerscheinungen im Blut vermindert, Kinder und Jugendliche im Wachstum unterstützt und der Darm geschont werden. Dabei baut sich aber die Darmschleimhaut ab.
- Kortison kann häufig in verträglicherer Form mit weniger Nebenwirkungen eingenommen werden: Phoscortil®, Phyto-Hypophyson C®, Kortison als Einlauf oder »Stoßtherapie«.
- Azulfidine® oder Colo-Pleon® sind manchmal besser verträglich, wenn sie im Mörser zerkleinert unter das Essen gemischt werden.
- Die Wirksamkeit von Salofalk® und Claversal® ist gesichert. Über Dauerschäden etwa der Nieren können noch keine Aussagen gemacht werden.

- Vorsicht beim Dauergebrauch von Imurek®, Imodium®, Clont®, besonders bei Zeugung und Schwangerschaft.
- Vorsicht bei Daueranwendung von Schmerz-, Beruhigungsmitteln und Psychopharmaka. Paracetamol-haltige Medikamente können möglicherweise einen akuten Schub auslösen.
- Das Erlernen einer Entspannungsmethode stärkt die Abwehrkraft des Körpers.
- Eine Psychotherapie kann individuelle Hilfe bringen.

Erfahrungen im Krankenhaus

Manchmal ist ein Krankenhausaufenthalt notwendig. Betroffene wünschen sich hier Ruhe und Pflege, eine fachlich gute Betreuung, ein angenehmes Stationsklima. Kritik richtet sich häufig darauf, daß im Krankenhausbetrieb für Persönliches zu wenig Zeit bleibt. *Hedwig:* »Der Darm steht im Vordergrund und meine persönlichen Bedürfnisse werden mißachtet.«

Das Krankenzimmer ist für den Betroffenen eine bestimmte Zeit seine Wohnung. Daher sollte er es mitgestalten können: Ein Kopfkissen von zu Hause, ein selbstgestricktes Deckchen, ein Bild an der Wand, das Lieblingsfoto und einige gute Bücher auf dem Nachtschrank, Kleinigkeiten, die den oft allzu tristen Alltag erhellen und der Entpersönlichung entgegenwirken. Wünsche lassen sich mit anderen Patienten und dem Personal absprechen.

Die Pflege und Versorgung wird von den meisten gelobt. Kritisiert wird häufig die Ernährung. *Adrienne:* »Gesunde Ernährung ist in vielen Krankenhäusern ein Fremdwort. Als ich mich beschwerte, bekam ich jeden Tag Kartoffelbrei.« In manchen Krankenhäusern erhält man mit Zustimmung des Arztes über die Diätassistentin auch Nahrungsmittel aus dem Reformhaus oder Bio-Laden wie etwa Sojamilch. Sonst muß man sich – wohl oder übel – »gute Sachen« mitbringen lassen.

Claudia kritisiert die sogenannten »großen Visiten«: »Alle Ärzte wollten mir den Bauch betasten. Ich kam mir wie ein Objekt vor. Heutzutage würde ich sagen, daß mich das stört, wenn mir jeder auf dem Bauch rumfummelt. Sie könnten sich zumindest erst einmal vorstellen und mich fragen.« Im allgemeinen sind die Visiten im Krankenhaus sehr wichtig. Der Betroffene kann sich durch schriftliche Notizen darauf vorbereiten: Warum soll diese Untersuchung gemacht werden? Warum erhalte ich jenes Medikament? Fragen, die bei der letzten Visite vergessen oder nicht verstanden wurden.

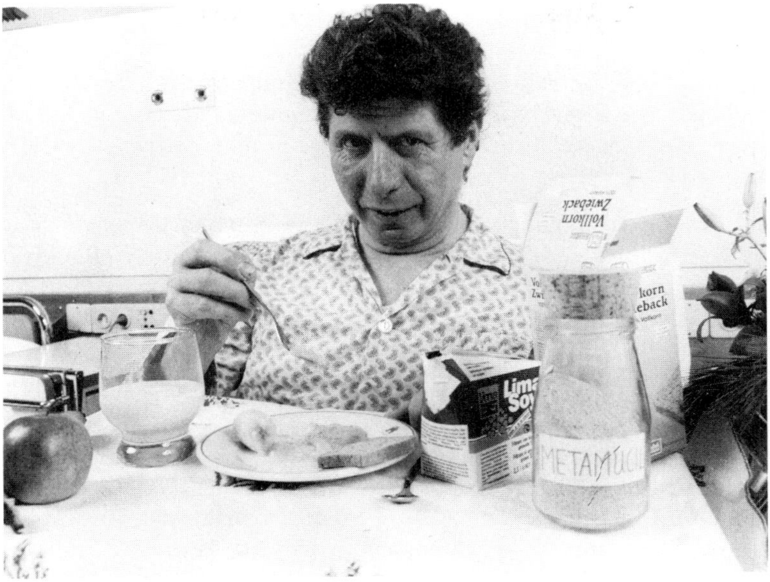

Abb. 9 Auch im Krankenhaus ist gesunde Ernährung möglich. Schaumig geschlagene Banane mit Metamucilpulver wirkt stopfend und schont den Darm

Stationsklima: Betroffene wünschen in ihren Bedürfnissen ernst genommen und verstanden zu werden. Hier sind alle Mitarbeiter/innen der Station angesprochen. *Frauke:* »Mir hat geholfen, daß mich der Pfleger in den Arm genommen hat, als ich fix und fertig war, obwohl ich ihn erst bei der Untersuchung kennengelernt habe. Beim Abschied habe ich mich bei ihm mit einem Blumenstrauß bedankt.«

Krankenhausstrukturen: Arbeitshektik, Funktionsaufteilung und Rollendenken kennzeichnen häufig die Arbeitsstrukturen der »Akut-Krankenhäuser« und Klinikzentren. Zwei Wünsche in Richtung eines »menschlichen Krankenhauses« möchte ich an den Schluß stellen: Angenehme Aufenthaltsräume müßten eingerichtet werden als Möglichkeit zu Rückzug, zum Gespräch oder Kennenlernen. Selbsthilfe- oder Gesprächsgruppen sollten zum Austausch von Erfahrungen angeboten werden, wie sie Annemarie Tausch auf »Krebs-Stationen« beschreibt.

Möglichkeiten und Grenzen

Viele Betroffene machen die Erfahrung, daß die medikamentöse und/oder chirurgische Behandlung lebensrettend und unersetzlich sind. Durch sie werden akute Symptome eingedämmt, gelindert und Ängste vermindert.

Grenzen der medizinischen Behandlung ergeben sich daraus, daß an Entstehung und Verlauf der Erkrankung der ganze Mensch in seinem Wohlbefinden, seinen Lebens- und Arbeitsbedingungen beteiligt ist. Durch frühzeitiges Erkennen der Bedeutung der Krankheit im Lebenszusammenhang könnte bei vielen Betroffenen eine Verschlimmerung des Krankheitsgeschehens und ein Chronisch-werden verhindert oder verlangsamt werden.

In diesem Zusammenhang ist das Gespräch auf »gleicher Ebene«, von Mensch zu Mensch wichtig. Jeder Betroffene hat ganz eigene Vorstellungen zur Krankheit entwickelt: Fragen, die in der üblichen schulmedizinischen Behandlung häufig unbeachtet bleiben. Daraus lassen sich im Gespräch ganz individuelle, Krankheits-mildernde oder vorbeugende Handlungsmöglichkeiten entwickeln. Indem der Arzt sein Wissen über die Erkrankung und ihre Behandlung beiträgt, kann er den Betroffenen in seiner eigenen Entscheidungsfindung begleiten.

Nun kann kein Arzt Spezialist auf allen Gebieten sein. Ich empfinde es als hilfreich, wenn der Arzt deutlich seine fachlichen und menschlichen Grenzen signalisiert und auf Kollegen, auf psychotherapeutische Hilfe, auf Ernährungsberatung, auf Möglichkeiten von Selbsthilfegruppen hinweist. Dazu sollte der Arzt auch unkonventionelle Wege zu gehen bereit sein.

Verständliche Informationsschriften über Untersuchungs- und Behandlungsmaßnahmen, zur Ernährung und zu Selbsthilfegruppen können hilfreich sein. Bei vielen Betroffenen wird darüber hinaus ein persönliches Gespräch notwendig sein.

Hinweis: s. dazu auch Beitrag S. 72.

Erfahrungen mit Psychotherapeuten, Anthroposophen, Heilpraktikern

Andere therapeutische Möglichkeiten werden nach meiner Ansicht gewählt, da von vielen Ärzten der medikamentösen Behandlung eine Monopolstellung eingeräumt wird und das Gespräch – als Voraussetzung um Heilungsmöglichkeiten zu entwickeln – verkümmert ist.

Den in diesem Buch beschriebenen psychotherapeutischen (S. 60), psychosomatischen (S. 70) und anthroposophischen Ansätzen (S. 64) wird von der Hochschulmedizin nur ein Schattendasein zugebilligt. Dabei bieten sie – selbst im akuten Schub und in Krankenhaus oder Klinik – weitere Hilfen zur Heilung. Alle beruflichen Helfer, die in diesem Buch schreiben, betonen die Notwendigkeit, den ganzen Menschen in seine Heilung einzubeziehen.

Ich habe bereits in meinem ersten Buch auf das ganz andere Verständnis der ganzheitlichen Ansätze hingewiesen. Von orthodoxen Schulmedizinern wird dieser gesamte Bereich immer noch als »unwissenschaftlich« hingestellt und als »unseriös« abgetan. Ich möchte durch dieses Buch Ansätze unterstützen, die auch andere Bewertungskriterien für Krankheit/Gesundheit gelten lassen – etwa als Kriterium des Erfolgs den Grundsatz: »Wer heilt, hat recht!« Hieraus entsteht die Notwendigkeit, den erkrankten Menschen ernst zu nehmen und individuell zu berücksichtigen, was das »Heilung-fördernde« ist und sein kann. Psychotherapeutische und naturheilkundliche Möglichkeiten können dabei eine wichtige Hilfe sein.

In Selbsthilfegruppen hat nur etwa jeder zweite Teilnehmer Erfahrungen mit Psychotherapeuten, Anthroposophen oder Heilpraktikern. Als Hauptgründe sehe ich bei den Betroffenen: Unkenntnis der Möglichkeiten, finanzielle Gründe und Vorurteile. Deshalb möchte ich kurz das Angebot von Information, Beratung und Therapie darstellen.

Die Wahl des »richtigen« Therapeuten

Was über die Wahl des »richtigen« Arztes gesagt wurde, gilt auch für die Wahl des »richtigen« Psychotherapeuten, Naturheilkundearztes oder Heilpraktikers. Er sollte qualifiziert sein und Einfühlungsvermögen besitzen. Ich möchte hier als erstes seine Beratertätigkeit hervorheben. Er berät auf der Grundlage von Kenntnissen auf einem bestimmten Gebiet. So haben sich Psychotherapeuten etwa spezialisiert auf zwischenmenschliche Bezie-

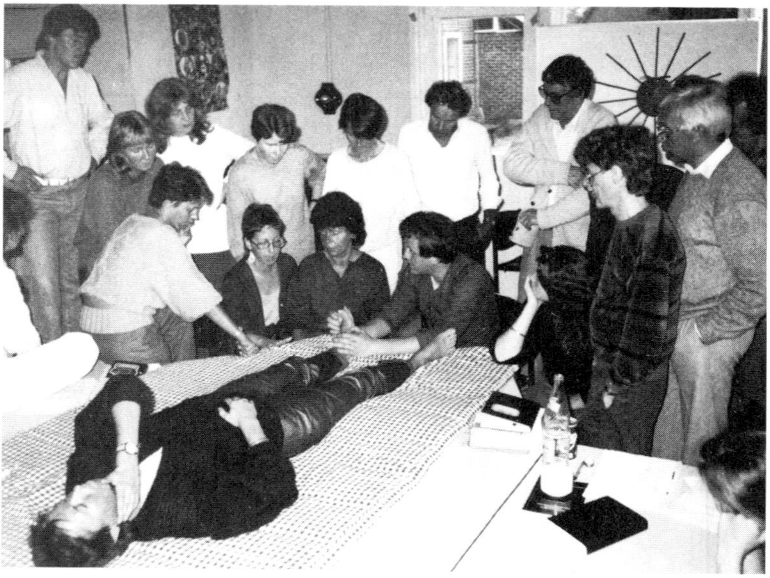

Abb. 10 Demonstration der Reflexzonenmassage auf einem Wochenendseminar von Selbsthilfegruppen

hungen oder bestimmte Entspannungsverfahren, Naturheilkundeärzte oder Heilpraktiker auf bestimmte körperliche Vorgänge und ihre naturheilkundliche Beeinflussung. (Näheres hierzu: »Ansätze der Naturheilkunde«, Tecker, 1985, S. 36–41)

Ziel einer Psychotherapie ist es, die Wahrnehmungsfähigkeit in Beziehungen zu entwickeln. Häufig muß man sich informieren und ausprobieren, um die »richtige« Therapie zu finden.

Wichtig ist, zu wissen, daß manche Leistungen von der Krankenkasse bezahlt (von Naturheilkundeärzten, Psychosomatischen Kliniken, familientherapeutischen Ambulanzen, Psychotherapeuten mit kassenärztlicher Zulassung), andere bezuschußt oder selbst bezahlt werden müssen (von vielen nichtärztlichen Psychotherapeuten, Heilpraktikern).

Um nun einen Therapeuten zu finden, kann man Menschen fragen, die man schätzt und die gute Erfahrungen mit Kliniken oder Heilverfahren gemacht haben. Das Gespräch in einer Selbsthilfegruppe oder mit einem Arzt kann Entscheidungen erleichtern. Im ersten Gespräch mit einem Therapeuten sollte man darauf achten, ob er Erfahrungen mit bedrohlichen

Erkrankungen hat und wie er mit dem Betroffenen umgeht. Wichtig ist, sich respektiert zu fühlen und das Gefühl zu haben, Vertrauen entwickeln zu können. Wenn man sich im Gespräch nicht ganz sicher ist, kann man eine Bedenkzeit für die Entscheidung vereinbaren.

Positive Erfahrungen und Möglichkeiten

Ich möchte hier die positiven Erfahrungen mit Psychotherapeuten, Anthroposophen und Heilpraktikern benennen, im folgenden Kapitel die negativen Erfahrungen und Grenzen.

Wichtig ist, daß der Therapeut die schulmedizinische Seite der Erkrankung kennt. Besonders stärker von der Erkrankung betroffene Menschen wünschen, daß der Therapeut mit dem Arzt zusammenarbeitet oder sogar selbst Arzt ist. Eine Zusammenarbeit mit einem Psychotherapeuten ist meist einfacher. Auf Weisung ihrer Standesorganisation dürfen Ärzte nicht mit Heilpraktikern zusammenarbeiten.

Jeder Betroffene nutzt andere Heilansätze und braucht individuelle andere Hilfen:

Naturheilkundeärzte und Heilpraktiker wenden mehr körperlich orientierte Verfahren in Einzelbehandlung an.

Gute Erfahrungen: ausführliche, »naturheilkundliche« Diagnose; Kennenlernen von neuen Zusammenhängen mit der Erkrankung; angenehmes Klima; Verbesserung des Allgemeinbefindens; »sanfte« Medikamente; gute Ernährungsberatung; manchmal schlagartiges Bessern der Symptome (wie in der Schulmedizin). Beispiele auf Klinikebene: Anthroposophische Kliniken (HH-Rissen, Herdecke), »Ernährungs«-Klinik (Dr. Bruker, Lahnhöhe).

Psychotherapeuten helfen bei Konflikten in Einzel- oder Gruppentherapie.

Gute Erfahrungen: Bewußtwerden der eigenen Gefühle, Wünsche, Einstellungen und Verhaltensweisen und der Zusammenhänge mit der Erkrankung; Herauskommen aus Opferhaltung; besseres Wahrnehmen von Belastungen und Überforderungen; Entwickeln von Selbstsicherheit und Konfliktfähigkeit; Erfahren von Geborgenheit. Auch Angehörige oder die ganze Familie können Hilfe erhalten. Beispiele für Psychosomatische Kliniken: Lübeck, Bad Neustadt, Schömberg, Bad Herrenalb, bestimmte Kliniken der Versicherungsträger. Leider arbeiten auf internistischen und chirurgischen Stationen sehr selten Psychotherapeuten.

Negative Erfahrungen und Grenzen

Ich will hier Erfahrungen grob zusammenfassen und Grenzen der Therapieformen aufzeigen. Negative Erfahrungen werden besonders im akuten Schub gemacht, wenn sich die Symptome der Erkrankung verschlimmern, Belastungen entstehen und Ängste auftreten. Allerdings muß etwas Grundsätzliches zu Grenzen gesagt werden: Da die Erkrankung auch von nicht offensichtlichen Bedingungen unterhalten wird, kann sie sich unter jeder Therapieform verbessern oder verschlimmern.

Psychotherapeuten; negative Erfahrungen: Unmündighalten des Betroffenen; Überfordern mit Ratschlägen. Das Denken in psychiatrischen Kategorien (»Der Patient ist depressiv«) ist häufig Ausdruck der Unfähigkeit, den Betroffenen zu verstehen (ungenügendes Auseinandersetzen des Therapeuten mit eigener Schwäche und der Helferrolle). Die Belastbarkeit und Konfliktbereitschaft des Betroffenen werden nicht ernst genommen. Veränderungen auf Seiten des Betroffenen werden zu schnell erwartet.

Naturheilkundeärzte und Heilpraktiker; negative Erfahrungen: Sie reagieren oft genauso engstirnig wie Schulmediziner. Sie wollen nur ihre Methoden und Medikamente gelten lassen und fordern etwa das bedingungslose Absetzen von Kortison. Manche kennen nicht die Möglichkeiten einer individuell gesunden Ernährung und die Grenzen ihrer Behandlungsmöglichkeiten.

Da in unserer Gesellschaft Therapie und Hilfe zu einer Ware geworden sind, geht die Einzigartigkeit des betroffenen Menschen häufig verloren, und die medikamentöse Behandlung steht allein im Vordergrund. Notwendig ist in diesem Zusammenhang, daß der einzelne sein Recht auf eine individuelle Behandlung vertritt. Darüberhinaus halte ich ein Therapiezentrum mit ganzheitlichem Ansatz für notwendig, in dem auch Selbsthilfegruppen eine wichtige Bedeutung haben.

Selbsthilfe und Selbsthilfegruppen

Selbsthilfe kann man als Gegensatz zur Fremdhilfe verstehen. Betroffene meinen mit »sich selbst helfen« etwa: die Haltung zu sich und der Erkrankung ändern, (sich) selbst-bewußter gegenüber anderen Menschen und beruflichen Helfern zu werden, Fremdhilfe bewußter in Anspruch zu nehmen. Manche Betroffene finden dabei allein ihren Weg, probieren aus und sammeln Erfahrungen. Andere Betroffene und Angehörige haben das Gefühl, durch die Krankheit von anderen Menschen abgesondert zu sein. Für alle kann ein Austausch von Erfahrungen mit ähnlich Betroffenen hilfreich sein und Selbsthilfemöglichkeiten aufzeigen.

Den Weg in eine Selbsthilfegruppe finden verhältnismäßig wenige Menschen. Gründe für die Teilnahme sind etwa: sich über die Erkrankung informieren, von anderen Betroffenen zu lernen, mit Alltagsproblemen besser fertig zu werden, sich gesellig zu treffen. Was in der einzelnen Gruppe

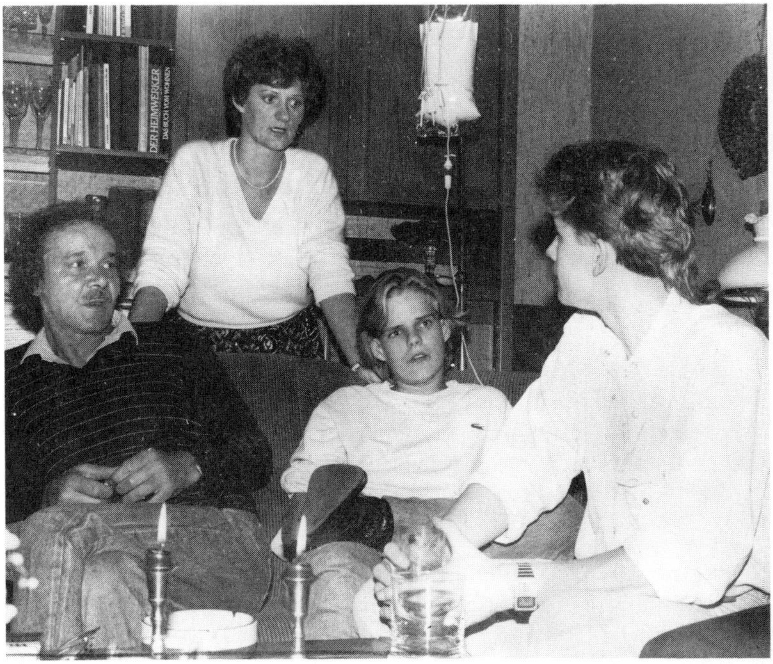

Abb. 11 Selbst wenn eine künstliche Ernährung (Infusionen über die Vene) nötig ist, ist ein Aufenthalt zu Hause möglich

geschieht, bestimmen dann jeweils die Teilnehmer – etwa, ob man sich einfach zusammensetzt oder ein Thema im Vordergrund stehen soll, ob man zusammen Essen kochen will oder sich einzelne auch außerhalb von der Gruppensitzung treffen wollen. Nach meiner Ansicht hat eine Selbsthilfegruppe besonders dann eine heilende und stärkende Wirkung, wenn der einzelne seine persönlichen Eindrücke und Gefühle schildern kann und wenn er mit der Vorgehensweise der Gruppe einverstanden ist.

Informationen über Selbsthilfegruppen und Selbsthilfeorganisationen

Betroffene erhalten Informationen zu bestehenden Selbsthilfegruppen über die Kontaktpersonen. Bei der Suche nach einer Gruppe oder bei einer Neugründung kann möglicherweise eine »Regionale Kontaktstelle für Selbsthilfegruppen« in der nächstgrößeren Stadt behilflich sein. Diese Adresse erfahren Interessierte bei der »Nationalen Kontaktstelle« in Berlin.

Hinweise: Adressenverzeichnis der Kontaktpersonen, S. 135;
der Kontaktstellen und Selbsthilfeorganisationen, S. 134.

Informationen und konkrete Hilfe bieten auch bestimmte, überregionale Selbsthilfeorganisationen. Kurzinformationen über Organisationen in der Bundesrepublik Deutschland:

Deutsche Morbus Crohn/Colitis ulcerosa Vereinigung-DCCV-e.V.:
Gründung 1982 in Tübingen. Hier können Betroffene verschiedenartige Informationen erhalten. 3–4mal im Jahr erscheint eine Mitgliederzeitschrift (»Bauchredner«).

Hilfe bei Chronisch Entzündlichen Darmerkrankungen; CED-Hilfe e.V.:
Gründung 1987 in Hamburg. Beratungszentrum für Betroffene und Interessierte (siehe ausführlicher Seite 126). Etwa 3mal im Jahr erscheint eine Mitgliederzeitschrift (»ced-info«).

Deutsche Ileostomie-, Colostomie- und Urostomie-Vereinigung e.V. (ILCO):
Gründung 1972 in Freising. Hier erhalten Betroffene Informationen im Zusammenhang mit einem künstlichen Darmausgang (1/4jährlich erscheinende Zeitschrift: »ilco-Praxis«). Seit 1979 gibt es die »Jungen Stomaträger« (Zeitschrift »Känguruh-Post«).

Deutsche Gesundheitshilfe für Magen und Darm:
Gründung 1986 in Frankfurt. Im Gegensatz zu den anderen ist diese Organisation von Ärzten gegründet. Seit 1988 erscheint ein Mitgliederrundbrief.

EA-Kontaktstelle Deutschland, Schweiz, Österreich:
Emotions-Anonymous-Selbsthilfegruppen gründeten sich 1972 in den USA. Sie sind strukturiert wie die Selbsthilfegruppen der »Anonymen Alkoholiker« und offen für Menschen mit seelischen Problemen. In der Kontaktstelle erhält man Informationen zu den Gruppen.

Wie der Weg in eine bestehende Selbsthilfegruppe gefunden oder eine neue gegründet werden kann

Wenn es eine Selbsthilfegruppe in der Nähe gibt, kann ein Betroffener die Kontaktperson etwa fragen: »Wie lange besteht die Gruppe? Wieviele Menschen nehmen an den Treffen teil? Nimmt die Gruppe neue Mitglieder auf?« Meist wird die letzte Frage bejaht werden. Manche Gruppen allerdings machen nach einer Zeit der Öffnung für neue Mitglieder eine Phase durch, wo sich die einzelnen besser kennenlernen wollen und sich die Gruppe nach außen schließt. Im Gespräch mit der Kontaktperson läßt sich meist klären, wann neue Mitglieder aufgenommen werden und welche Handlungsmöglichkeiten sich in dieser Zeit anbieten. Wenn der Betroffene sich in seinem

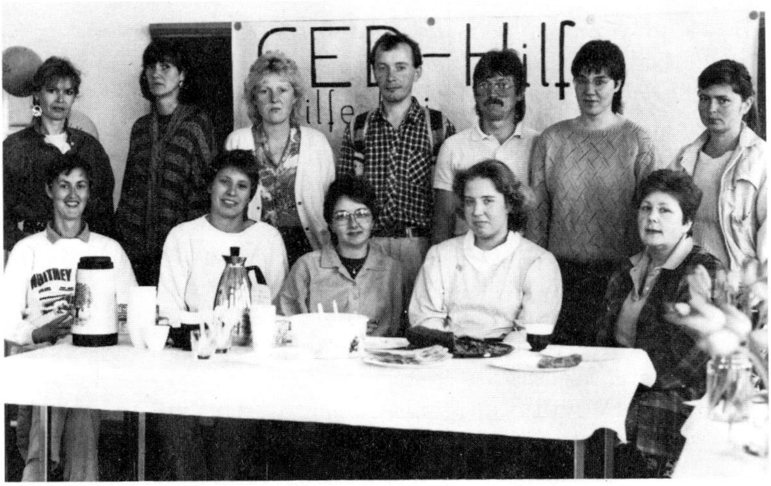

Abb. 12 Die Gründungsmitglieder der CED-Hilfe

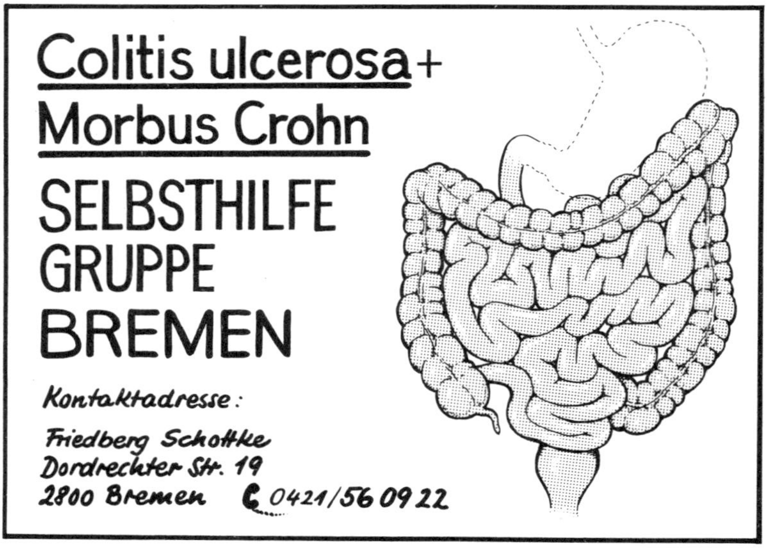

Abb. 13 Plakat der Selbsthilfegruppe Bremen

Teilnahmewunsch unsicher ist, kann er sich ruhig erkundigen, ob er an einigen Treffen versuchsweise teilnehmen kann. Dadurch kann er sich über eigene Wünsche und Erwartungen bewußt werden.

Manche Gruppen oder einzelne Mitglieder bieten – in regelmäßigem oder unregelmäßigem Abstand – offene Treffen für Interessierte an, wo Möglichkeiten zur Information und zum Kennenlernen gegeben sind.

Wenn keine Selbsthilfegruppe in der Nähe ist oder etwa eine bestehende sehr viele Mitglieder hat, kann man selbst Adressen sammeln und eine Gruppengründung planen. Andere betroffene Menschen sind zu finden:

- durch Aushänge in Arztpraxen, Beratungsstellen, Kliniken. Manche Ärzte finden sich bereit, die Adresse weiterzugeben,
- durch eine Anzeige in einer Zeitung oder Zeitschrift; durch einen Bericht eines interessierten Journalisten,
- durch Weitergabe der eigenen Adresse an regionale Kontaktstellen oder Selbsthilfeorganisationen; durch eine Veröffentlichung im Adressenverzeichnis dieses Buches.
- bei öffentlichen Veranstaltungen regionaler Selbsthilfegruppen oder überregionaler Selbsthilfeorganisationen.

Es gibt viele Möglichkeiten, den Austausch mit anderen Betroffenen zu suchen. Wieweit der Einzelne geht, hängt von Gegebenheiten (Dorf, Stadt), aber auch von persönlichen Bedingungen ab. Wichtig bei einer Gruppengründung ist, sich nicht über Dauer zu überfordern und Verantwortung mit anderen zu teilen. So kann man etwa eine Gründung mit anderen Betroffenen besprechen und vorbereiten.

Wie Treffen von Selbsthilfegruppen ablaufen und was man bei Schwierigkeiten tun kann

Keine Gruppe ist wie die andere. Einige treffen sich einmal im Monat in öffentlichen Räumen, andere im Abstand von ein oder zwei Wochen in den Wohnungen von Mitgliedern. Aufgrund der Fragen, Wünsche und Erfahrungen einzelner und der sich daraus ergebenden Aktivitäten entwikkelt jede Gruppe ihren eigenen Stil.

In den meisten Gruppen steht das Gespräch im Vordergrund. In einigen werden zeitweise Entspannungsübungen oder eine gemeinsame Mahlzeit gemacht. Mitglieder mancher Gruppen treffen sich auch außerhalb etwa zu einem Spaziergang (Aktivitäten von Selbsthilfegruppen zeigen Fotos in diesem Buch).

Da die Gesprächsthemen, wie Ernährung, Medikamente, Beziehungen, oft schnell wechseln und aus dem Wunsch heraus, sich näher kennenzulernen, haben sich in einigen Gruppen innere Vereinbarungen entwickelt. Sie sollen es dem einzelnen erleichtern, von sich zu erzählen.

Mitglieder von zwei Selbsthilfegruppen berichten vom Beginn ihrer Treffen. *Gabi:* »Bei uns hat sich eine Art Ritual ergeben: Wir machen ein »Blitzlicht«. Dabei sagt jeder, wie es ihm geht, worum es in der Gruppe gehen soll und was er sich vom Abend erwartet. Dabei braucht sich niemand etwas »aus den Ärmeln zu saugen«: Denn wer zum Beispiel nichts sagen möchte oder nichts erwartet, sagt eben das. Wenn die Runde um ist, hat sich meist herausgestellt, was wir an dem Abend machen. So haben sich mit der Zeit auch die Ziele der Gruppe geändert. Ich habe dabei gelernt, zu erkennen, was für mich wichtig ist und was mir gut tut.« Bei Mitgliedern einer anderen Gruppe steht in der Anfangsphase des Treffs seit einigen Monaten die Frage: »Wer möchte anfangen«? *Gerda:* »Dadurch bin ich mir bewußt geworden, wo ich mich zurückstelle und daß ich mich selbst wichtig nehmen muß.«

In länger bestehenden Gruppen entsteht manchmal der Wunsch, sich intensiver mit einem Thema zu beschäftigen. *Denis:* »Wir haben uns entschlossen, daß einer von uns jeweils das nächste Treffen gestaltet, ein Thema wählt und den Gesprächsablauf leitet. Dadurch wollen wir die Sprechangst abbauen und dazu kommt, daß jeder mehr von seinen Lebenserfahrungen vorstellt. Am Schluß machen wir ein »Blitzlicht«. In unserer eigenen Gruppe ist schon öfter die Frage aufgetreten: »Wollen wir uns zum nächsten Mal ein bestimmtes Thema vornehmen?« Ein eher ungewöhnliches Thema war dann etwa, daß eine Beroffene ihre künstlerischen Produkte (Seidenmalerei) vorstellte und so ein Gespräch in Gang kam.

Ziel der meisten Gruppen ist, ein vertrauensvolles Klima entstehen zu lassen, in dem jeder sich einbringen kann. Dazu sollten Gesprächsgruppen etwa 6 bis 10 Personen umfassen. Darüber hinaus ist Verbindlichkeit und ein persönlicher Austausch schwerer herzustellen. Andererseits treffen sich manche Gruppen zeitweise nur zu dritt. Um den Kontakt auch außerhalb zu ermöglichen, wird in vielen Gruppen eine Adressenliste mit Telefonnummern der einzelnen angefertigt und verteilt.

Im Gruppenverlauf können Probleme entstehen, wenn etwa Mitglieder häufig wechseln, in den Treffen durcheinandergeredet wird, sich Zweiergespräche entwickeln oder auch keiner die Initiative ergreift: »Warum sind wir eigentlich hergekommen?« Für den Gruppenprozeß und für den einzelnen ist wichtig, bestehende Schwierigkeiten zu erkennen, sie anzusprechen wagen und nach Lösungen zu suchen. Dabei kann sich im Gespräch ergeben, was für den einzelnen etwa der ständige Mitgliederwechsel bedeutet und was er sich mehr wünscht.

Auf der anderen Seite können Schwierigkeiten aus einer zu festen Struktur entstehen, wenn etwa die Gruppensitzungen fortwährend von den selben Teilnehmern und den gleichen Themen bestimmt werden. Dabei kommen meist die Wünsche der einzelnen zu kurz. Hilfreich kann dann sein, innerhalb des Gruppenprozesses Störungen den Vorrang zu geben: »Ich bin erschöpft und kann nicht mehr zuhören.« Durch diese Vereinbarung lernt der einzelne, seine Bedürfnisse und Gefühle wichtig zu nehmen. In einer »Runde«, in der jeder seine Eindrücke und Empfindungen ausdrückt, entsteht daraus eine neue Situation und vielleicht ein anderes Thema. Ermöglicht wird aber auf jeden Fall eine andere Art des Miteinander-Umgehens, was für den einzelnen und die Gruppe fruchtbringend ist.

Wenn eine Gruppe allein keinen Weg aus ihren Schwierigkeiten findet, kann sie versuchen, sich mit anderen Selbsthilfegruppen auszutauschen. Diese haben möglicherweise vergleichbare Probleme und können von ihren Lösungsversuchen berichten. »Regionale Kontaktstellen« bieten häufig Erfahrungsaustausch-Treffen für Selbsthilfegruppenmitglieder.

Die Hamburger Morbus Crohn/Colitis ulcerosa Selbsthilfegruppen veranstalten seit 1984 in unregelmäßiger Weise derartige »Gesamttreffen«. Hier können Erfahrungen mit Mitgliedern anderer Gruppen ausgetauscht und Neuentreffen, Veranstaltungen oder gemeinsame Wochenendseminare besprochen und vorbereitet werden.

Hinweis: Weitere Informationen zu Selbsthilfegruppen: Trojan, A.: Wissen ist Macht, 1986; Moeller, M. L.: Selbsthilfegruppen, 1978.

Was Selbsthilfegruppen bewirken

»Wenn ich von anderen höre, wie sie mit sich umgehen, was sie tun, wenn es schlechter geht, welche Möglichkeiten es gibt, sich zu helfen und Hilfe zu erhalten, dann gibt mir das immer wieder einen Anstoß, auf mich zu vertrauen und selbst Neues auszuprobieren.« Die Teilnahme an einer Selbsthilfegruppe bewirkt, daß sich der einzelne über seine Situation und seinen persönlichen Standpunkt bewußter wird, Vertrauen zu sich entwikkelt und neue Handlungsmöglichkeiten entdeckt. Diese Handlungsmöglichkeiten beziehen sich zum Beispiel auf eine bewußtere Auswahl von Hilfsangeboten: »Indem ich erlebe, welche Hilfe andere Betroffene in Anspruch nehmen, indem ich am anderen sehe, was hilft oder auch nicht hilft, kann ich mehr Sicherheit für meinen eigenen Weg finden.« In einer Selbsthilfegruppe kann der Betroffene durch die Berichte der anderen erfahren, nach welchen Gesichtspunkten sie sich Hilfe durch Ärzte, Psychotherapeuten, Heilpraktiker erwarten. Indem der einzelne seine Erfahrungen mitteilt und von anderen Betroffenen Rückmeldungen erhält, kann er seine Erfahrungen besser einordnen. Dabei kann er auch erkennen, daß die individuell richtigen Schritte in unterschiedliche Richtung gehen können.

Nach einer Zeit der Teilnahme berichten einige Mitglieder verschiedener Gruppen. *Claudia:* »Für mich war die Erfahrung, daß andere auf das eingehen, was ich sage, wohltuend.« *Petra:* »Als Betroffene haben wir ähnliche Probleme. Meine Erfahrung ist, daß erst Betroffene selbst meine Schwierigkeiten wirklich verstehen können.« Mitglieder berichten häufig, daß sie sich vor Eintritt in die Gruppe mit ihren Problemen allein und isoliert fühlten. Die Teilnahme an einer Gruppe, in der jeder von sich erzählen kann, wirkt für sie entlastend.

Auf der anderen Seite können auch Belastungen entstehen. Manche neue Teilnehmer der Gruppe befürchten, daß sie sich vom Leid der anderen nicht genügend abgrenzen können. Für sie ist wichtig, sich diese Bedenken bewußt zu machen und sie in der Gruppe anzusprechen. *Johan-*

nes: »Anfangs dachte ich, daß ich andere verletze, wenn ich sage, daß es mir zuviel ist. Ich mußte lernen, zu mir zu stehen, für mich zu sorgen und meine Grenzen wahrzunehmen.«

In Selbsthilfegruppen besteht eine gute Möglichkeit, die Entwicklung der eigenen Verhaltensweisen und ihre lebensgeschichtliche Bedeutung kennenzulernen. Die jetzigen Erfahrungen, Bedenken und Gefühle treten immer wieder in einander ähnlichen Situationen auf. Indem der einzelne seine Erfahrungen und Probleme mit- (anderen) teilt, verlieren sie ihre Schwere und Belastung. *Gerda* sagt dazu aus ihrer Gruppe: »Jedes Mal hat jemand die Möglichkeit etwas von seiner unendlich langen Geschichte zu erzählen, Probleme zu besprechen, die schon lange anliegen.« Ein Mitglied einer drei Jahre bestehenden Gruppe sagt: »Wichtig finde ich, daß wir auch Intimes nicht aussparen. Dadurch hat sich ein Vertrauensverhältnis und eine größere Intensität entwickelt.«

Im Vordergrund der Gruppengespräche steht meist die jetzige Situation: Erfahrungen in Beziehungen zu Angehörigen, Freunden, Arbeitskollegen. Wenn der einzelne in der Gruppe zu sich stehen lernt, kann er auch außerhalb mehr ausdrücken, was ihm gut tut. In diesem Zusammenhang ändert sich dann oft die eigene Einstellung. *Johannes:* »In der Selbsthilfegruppe habe ich gesehen, daß ich meine Beziehungen und auch die schmerzhaften Erfahrungen ganz erheblich mitgestalte. Indem ich meine Erlebnisse mit anderen Augen sehe, kann ich auch Phasen stärkerer Betroffenheit einen Sinn geben.« *Bernard:* »In der Gruppe habe ich erfahren, daß ich Krankheit nicht verstecken brauche. Ich stehe mir so positiver gegenüber.«

Ein vertrauensvolles Gruppenklima ist Voraussetzung, um persönliche Änderungsmöglichkeiten zu erkennen. In ihm kann der einzelne seine Gedanken, Gefühle und Bedürfnisse ausdrücken und neue Verhaltensweisen ausprobieren. Dabei ist wichtig, dem anderen zuhören zu lernen und sich selbst wahrzunehmen. Da es Betroffenen häufig schwer fällt, sich zu verwöhnen, sollte man die Gesprächssituation angenehm gestalten, es sich bequem und möglicherweise auch »kuschelig« machen. In einer derartigen Situation fällt es dem einzelnen häufig leichter, sich darzustellen – etwa auch nach dem Motto: »Ich versuche mich an alles zu erinnern, was mich glücklich und froh gemacht hat.«

Der einzelne lernt in der Gruppe, seine Bedürfnisse auszudrücken. Dadurch kann er auch außerhalb gegenüber Ärzten und Institutionen seine Ansichten und Rechte besser vertreten. Daß Selbsthilfegruppen heilungsfördernd wirken, belegt die Aussage eines Mitglieds einer süddeutschen Selbsthilfegruppe: »Der Professor schickt Neue zu uns, weil er an uns gesehen hat, daß Selbsthilfegruppen helfen.«

Möglichkeiten und Grenzen

Im Moment sind weniger als 1% der Betroffenen Mitglieder einer Morbus Crohn-/Colitis ulcerosa-Selbsthilfegruppe. Auch wenn einzelne in EA-Selbsthilfegruppen oder Gruppen junger Stomaträger sind, wählen nur wenige den Selbsthilfegruppenweg. Das ist häufig ein Zeichen von Unwissenheit. Beim einzelnen bestehen aber auch individuelle Grenzen: Angst, in eine Gruppe ohne Leiter zu gehen, Angst vor fremden Menschen, Angst, auf eigene Konflikte zu stoßen. Es ist gut, hier eine eigene Antwort zu finden.

Teilnehmer verschiedener Selbsthilfegruppen bemerken an sich nach einiger Zeit eine persönliche Weiterentwicklung, einen besseren Umgang mit Belastungen in Beziehungen zu anderen Menschen, eine bewußtere Auswahl der Hilfsangebote beruflicher Helfer. Daraus ergeben sich für den einzelnen neue Handlungsmöglichkeiten.

Wieweit die Teilnahme den einzelnen weiterbringt, hängt auch von der Gesamtentwicklung der Gruppe ab. So entsteht in manchen Gruppen die Tendenz, daß der Treff immer mehr zum »Kaffeeklatsch« wird oder in Organisation und Öffentlichkeitsarbeit steckenbleibt. Wenn dadurch die Meinung des einzelnen und seine Gefühle keinen Raum erhalten, besteht die Gefahr, daß Mitglieder gehen und die Gruppe sich auflöst.

Daher sollten sich die Teilnehmer auch mit der Entwicklung der Gruppe auseinandersetzen. In diesem Zusammenhang kann Öffentlichkeitsarbeit dann fruchtbringend sein, etwa, wenn Impulse aus der Gruppe an Professionelle in Gesundheitswesen und Verwaltung gehen, um die eigene Situation zu verbessern.

Gesunde Ernährung

Jeder ist unterschiedlich von der Darmerkrankung betroffen. Je nach Entzündungsaktivität oder bestimmten Funktionseinschränkungen im Darm, je nach individuellen Unverträglichkeiten und Ernährungsgewohnheiten sind für den einzelnen individuelle Ernährungsweisen nötig. Als Voraussetzung für das Entwickeln einer gesunden Ernährung sehe ich, Zusammenhänge zwischen der Ernährungsweise und dem Wohlbefinden wahrzunehmen und sich Informationen dazu einzuholen.

Hinweis: Informationen aus Blutuntersuchungen S. 51.

Ein Gefühl für die individuelle Ernährungsweise gilt es zu entwikkeln. Eine gesunde Ernährung sollte Mangelerscheinungen im Blut verbessern und dem Körper notwendige Stoffe zuführen. Sie sollte den Darm stärken und Beschwerden mindern. Wegen der unterschiedlichen Art der Betroffenheit gibt es keine allgemeingültige Crohn- oder Colitis-Diät. Trotzdem kann es sinnvoll sein, bestimmte Ernährungsrichtlinien einzuhalten. Ich verstehe unter gesunder Ernährung auch eine bewußte Ernährung. So erleichtert die Angewohnheit, eine Zeitlang feste Essenszeiten einzuhalten, das Wiederentdecken des eigenen Nahrungsinstinkts. In unserer Selbsthilfegruppe hat sich dazu bei mehreren Teilnehmern eine Umstellung der Ernährung in Richtung auf eine Vollwertkost bewährt. Wichtig ist, daß bei einer Umstellung der Spaß am Essen nicht verlorengeht, sondern im Gegenteil möglichst entdeckt und gepflegt wird. Hilfen dabei sollen die Literaturhinweise im Anhang geben.

Schädigende Ernährungsgewohnheiten

Wir können uns durch unsere Ernährungsweise und falsche Nahrungsauswahl schädigen: Was esse ich? Wie esse ich – in welchen gefühlsmäßigen Situationen? Was macht es so schwer, schädigende Ernährungsgewohnheiten zu ändern? Ich will vom Beispiel Zucker ausgehen.

Besonders Betroffene mit der Diagnose Morbus Crohn essen überdurchschnittlich viel Zucker, gesüßte Nahrungsmittel und Getränke. Da die Normalkost in Westeuropa sehr viel Zucker und raffinierte Kohlenhydrate, wie Weißmehlprodukte, enthält, werde Betroffene meist nicht auf ihre falsche Nahrungsauswahl aufmerksam (gemacht). Daher kann man auch von einer Zivilisationskrankheit sprechen. Einige Informationen über die schädigende Wirkungsweise will ich an den Anfang stellen.

Isolierte Rohr- und Rübenzucker (Industriezucker) und raffinierte Kohlenhydrate

- unterstützen nicht die Verdauungsarbeit des Darmes und führen zu einer negativen Veränderung der natürlichen Bakterienzusammensetzung,
- sind eine Belastung für den Stoffwechsel, da sie zu ihrem Abbau dem Körper Vitamin B 1 entziehen. Vitamin-B-Mangel führt zu Müdigkeit und Reizbarkeit,
- führen zu einem plötzlichen Anstieg und Abfall des Blutzuckerspiegels. Die Folge kann Heißhunger sein.
- führen zur Unverträglichkeit von Vollkornprodukten und ballaststoffreichen Nahrungsmitteln.

In Tierversuchen an der Medizinischen Hochschule Hannover konnte eindrucksvoll belegt werden, daß der Ersatz von Kohlenhydraten im Normalfutter durch mittelkettige Fettsäuren zu einer meßbaren Steigerung der Widerstandskraft bei den Tieren führte: gegen Infektionen, gegen Streß, gegen Strahlen.

Daher sollten Betroffene möglichst meiden: Süßigkeiten (Kandis, Konfitüre, Bonbons, Schokolade, Pralinen, Eiscreme, Nougat, Krokant, Gelee-Erzeugnisse), süße Backwaren (Kuchen, Feinmehlgebäck, Kekse), gezuckerte Getränke (Limonaden, Obstsüßmoste), Produkte aus Auszugsmehlen (helle Brote, Brötchen, Nudeln) und Alkohol, der aus vergorenem Zucker besteht. Zucker ist vielen Nahrungsmitteln unter verstecktem Namen zugesetzt wie Glukose, Glukosesirup, Maltose, Saccharose.

Die falsche Nahrungswahl hängt häufig mit einer schädigenden Ernährungsweise zusammen. *Hartwig* (Morbus Crohn, nicht im Schub): »Ich habe manchmal eine richtige Gier, stopfe alles in mich hinein und habe nachher einen Kloß im Bauch, worauf ich alles bereue.« Andere berichten, daß sie ihre Essenssituation vernachlässigen und häufig unregelmäßig, in Tagträumen oder beim Zeitungslesen essen oder gegessen haben. Eine Betroffene spricht von Eßsucht und sieht sie im Zusammenhang mit ihren Gefühlen: »Durch Essen versuche ich mir über Traurigkeit hinwegzuhelfen und mich zu trösten, mich abzulenken oder zu belohnen. Bei einem Freßanfall habe ich Panik und Angstgefühle, nicht zu überleben.«

»Ich mag nichts essen.« Dieser Satz gehört häufig zum akuten Schub. Wenn Bauchschmerzen oder Durchfall quälen, kann Essen zur lästigen Pflicht werden. Nach meinem letzten Schub erkannte ich bei mir Anzeichen einer Magersucht: Für mich hatte das Leben keinen Reiz, ich kaute auf unverdauten Problemen herum und habe andere Menschen abgewiesen.

Schädigende Ernährungsgewohnheiten zu ändern fällt schwer. Einige beschwichtigen sich: »Vielleicht geht es mir ja noch zu gut, um mich umzustellen?« Andere glauben, auf Zucker nicht verzichten zu können, um ihr Gewicht zu halten oder als Energieträger. Manche haben Angst, im Bekanntenkreis abgelehnt zu werden oder meinen, Annehmlichkeiten des Lebens zu verlieren. Erschwerend für eine Umstellung ist, daß Ernährungsgewohnheiten eine lange Geschichte haben und mit Gefühlen aus der Kindheit verbunden sind.

Betroffene, die ihre Ernährungsgewohnheiten ändern wollen, können sich fragen: In welchen Situationen und in welcher Stimmung habe ich viel/wenig Appetit? Wodurch vermeide ich, Appetit wahrzunehmen – etwa durch zu langes Lesen? Wieweit hilft, sich Zeit zum Essen zu nehmen und jeden Bissen vor dem Herunterschlucken bewußt zu zensieren? Welche Funktion haben für mich die Nahrungsmittel?

Wichtig wird dann, unterscheiden zu lernen, was dem einzelnen auch in Beziehungen zu anderen Menschen gut tut. Wenn wir uns unserer Süchte bewußt werden, werden wir fähig, Ausgleich, Zuwendung oder Belohnung auch auf andere Weise zu erhalten und zu suchen. Eine Hilfe dazu kann ein Erfahrungsaustausch in Selbsthilfegruppen oder eine Psychotherapie sein.

Hinweis: Literatur zu »Eßstörungen« s. S. 131.

Nahrungsmittelunverträglichkeiten – Nahrungsmittelallergien

Unverträglichkeiten, Allergien und Abneigungen gegenüber Nahrungsmitteln können zu Mangelernährung und zu vielfältigen Beschwerden führen, wie etwa Durchfall, Blähungen, Völlegefühl, Müdigkeit, Hautjucken oder Herzklopfen.

Blähungen werden durch bestimmte Stoffe in Kohl, Hülsenfrüchten oder Zwiebeln verursacht. Das gleiche bewirken Zucker und Feinmehl, wenn die Dünndarmpassage beschleunigt ist und Zucker von Bakterien im Dickdarm weiterverdaut wird. Dadurch werden Gase freigesetzt. Manche Betroffene berichten, daß sie durch den Genuß von Zitrusfrüchten wund werden. Andere vertragen bestimmte Nüsse nicht. Wenn Milch nicht vertragen wird, kann das am Fehlen des Milchzucker-spaltenden Wirkstoffes Laktase liegen. Am letzten Beispiel wird besonders deutlich, daß nicht jede Unverträglichkeit eine Allergie sein muß.

Unter einer Allergie versteht man eine geänderte, überempfindliche Reaktion des Körpers gegen bestimmte Stoffe (=Allergene). Danach könnten die Beschwerden auch Folge einer allergischen Reaktion im Verdauungstrakt sein. In der Medizin ist das Thema Nahrungsmittelallergie in diesem Zusammenhang noch sehr umstritten. Daher kann ich hier nur persönliche Eindrücke wiedergeben.

Im Frühjahr 1986 machten zwei Mitglieder unserer Gruppe bei einem Arzt einen Allergietest in der Nasenschleimhaut. Dabei wurde das eine Mal eine allergische Reaktion auf Milch, das andere Mal auf Gerste und Weizen festgestellt. *Beate:* »Nachdem ich konsequent Gerste und Weizen gemieden habe, ging es mir drei Wochen sehr schlecht. Vom Arzt erfuhr ich, daß der Körper auf das Weglassen der Allergene mit Entzugserscheinungen wie bei einer Sucht reagieren kann. Dann verschwanden die Bauchschmerzen von einem auf den anderen Tag. Seitdem meide ich die Stoffe und bin beschwerdefrei«.

Daraufhin schrieb ich selbst drei Ärzte[1], an, die als Auslöser der chronisch entzündlichen Darmerkrankungen Nahrungsmittelallergien sehen. Es folgt eine verkürzte Zusammenfassung der Informationen.

Der Streit innerhalb der Medizin um die Frage von Nahrungsmittelallergien entsteht besonders daraus, daß es bis heute keine allgemein anerkannten Nachweismethoden für allergische Reaktionen gibt. Von daher werden Haut-, Schleimhaut-, Pulstests und andere als unsichere Methoden angesehen. Am gebräuchlichsten ist zur Zeit die Auslaß- oder Suchdiät mit anschließender Provokation des Nahrungsmittels. Grundsätzlich können Betroffene auf alle Nahrungsmittel und Zusatzstoffe allergisch reagieren. Daraus entsteht die Schwierigkeit, einzelne Nahrungsbestandteile zu isolieren und zu prüfen. Meist sollen es gerade die Nahrungsmittel sein, die der einzelne täglich und gerne ißt (Suchtcharakter). Nach Untersuchungen dieser Ärzte lösen besonders Milch-, Hühnereiweiß und/oder Schimmelpilze allergische Reaktionen aus. Letztere kommen besonders in Obst, Gemüse und Gewürzen vor. Wenn ein Betroffener Zusammenhänge zwischen Symptomen und Nahrungsmitteln vermutet, sollte er sich weitere Informationen hierzu einholen. Leider haben nur wenige Ärzte Erfahrungen auf diesem Gebiet.

---

[1] Dr. W. Jorde, Asthma-Krankenhaus, 4050 Mönchengladbach
Dr. K. L. Tschaikowski, Lichthof 10, 5000 Köln 1
Dr. H. Schüler, Karl-Lange-Straße 9, 4630 Bochum 1

Hinweis: Zur grundsätzlichen Problematik: Mackarness, Allergie gegen Nahrungsmittel und Chemikalien, 1986 S. 131.

Risikoreich für den Darm und den Stoffwechsel werden weiterhin Nahrungsmittel eingestuft, die chemisch gehärtete Fette enthalten, in z. B. Margarine, Schokolade; außerdem solche, die reich an Nahrungsmittelzusätzen sind: synthetische Farb- und Aromastoffe, Konservierungsstoffe, bestimmte Stabilisatoren, Emulgatoren, Geschmacksverbesserer. In der Zutatenliste verbergen sie sich häufig hinter dem Buchstaben E; z. B. E 407 = Carrageen, ein Stabilisator, der in Tierversuchen Veränderungen im Darm wie bei Colitis ulcerosa hervorruft.

Vollwertkost

Obwohl ich vor zehn Jahren die Abschlußarbeit meines Biologiestudiums über »Gesunde Ernährung« geschrieben habe, stellte ich meine Ernährung nicht um. Wissenschaftliche Erkenntnisse, nach denen in der Nahrung alle wichtigen Stoffe wie Eiweiße, Fette, Vitamine, Mineralstoffe, Spurenelemente, Ballaststoffe enthalten sein sollen, sind wichtig (s. S. 105), aber zu wenig praktikabel zur Zusammenstellung eines Menüs. Wenn in Patienten-Ratgebern vorgeschlagen wird, die Zufuhr von Ballaststoffen (= Faserstoffe, in Obst, Gemüse, Getreidearten) zu erhöhen, wird nach meiner Ansicht übersehen, daß Nahrungsmittel insgesamt für den Körper unterschiedlich wertvoll sind. (Dazu eine gute Übersicht: Philippeit: Weniger Chemie im Kochtopf! 1985)

In unserer Selbsthilfegruppe habe ich erfahren, daß Vollwertkost einen Weg aus vielen schädigenden Ernährungsgewohnheiten bietet. Die Nahrungsmittel können schmackhaft und abwechslungsreich und in Zeiten stärkerer Beschwerden auch darmschonend ausgewählt und zubereitet werden. Vollwertkost verstehe ich dabei nicht als fest umschriebene Heilanweisung, sondern mehr als Werkbuch, in dem ich auch heute noch immer neue Seiten entdecke. Wichtig ist immer vom derzeitigen Befinden und Empfinden auszugehen.

Vollwertkost meint: Auswahl von Nahrungsmitteln,

- die so naturbelassen wie möglich sind. Sie enthalten dann mit größerer Wahrscheinlichkeit alle wichtigen Bestandteile.

  Gemüse: Karotten, junger Kohlrabi, Blumenkohl, Broccoli, Schwarzwurzeln u. a. enthalten als Rohkost viele Vitamine und Mineralstoffe.

Kartoffeln: enthalten viel Stärke, hochwertiges Eiweiß, Ballaststoffe, Vitamin C (= Ascorbinsäure), Mineralstoffe.

Obst: Bananen, Äpfel u. a. enthalten viele Vitamine, Mineralstoffe.

Samen und Nüsse: enthalten lebensnotwendige Eiweißstoffe und Fettsäuren, Mineralstoffe.

Öle und Fette: Kaltgepreßt, ungehärtet, Butter,

Milchprodukte: Sauermilch-, Rahmprodukte, Käse,

- die z. B. nur mechanisch bearbeitet sind wie zerkleinertes Obst, geriebene Karotten, gepreßter Gemüsesaft, frisch gemahlenes Getreide; die fermentiert sind wie milchsaures Gemüse, Sauermilchprodukte, Sauerbrot; die schonend konserviert sind wie getrocknete Früchte, tiefgefrorenes Gemüse,
- die einen hohen Reinheitswert haben, d. h. die möglichst ohne chemisch-synthetische Dünge- und Schädlingsbekämpfungsmittel (kontrollierter biologischer Anbau[1]) und ohne unnötige Zusatzstoffe (etwa Konservierungsstoffe) hergestellt sind.

Vollkornprodukte: enthalten neben dem Mehlkern den Keimling, die Randschichten des Getreidekorns und damit die wichtigen B-Vitamine[2] zum Aufbau der Darmschleimhaut. Sie werden hergestellt aus Weizen, Gerste, Hafer, Hirse, Roggen, Dinkel und/oder Mais: Vollkorngrieß; Vollkorn-(Knäcke)-brot, Weizenschrotbrot oder andere (feingemahlene) Brotsorten (altbacken sind sie leichter verträglich als frisch); Vollkorngebäck (ohne Zucker, mit Butter, wenig Honig), Bananenkuchen aus Vollkornmehl; Vollkornnudeln; nicht hitzebehandelte Vollkornflocken; Vollreis (nicht den weiß-polierten Reis), Buchweizen.

Obwohl Vollwertkost möglichst roh gegessen werden sollte, sollte man in der akuten Phase der Erkrankung grobe Vollkornprodukte und rohes Gemüse und Obst weglassen. Sie reizen die Darmschleimhaut durch ihren »Radier-Effekt« und können an einer Darmverengung den Speisebrei blockieren. Leichter verdaulich sind dann gekochte Breie. Auf Vollwertbasis bieten sich: Weizen-, Gerstengrießbrei, Gerstenflocken-, Reisflockenbrei, Reisbrei, Zwiebackbrei; Karotten, Kohlrabi, Blumenkohl in pürierter Form; Kartoffelbrei mit Spinat; Apfelmus. Bananenschaum ähnelt dem Schleim der Darmschleimhaut. Kindernahrung wie »Demeter-Juniorkost« gibt es

[1] geschützte Markenzeichen: Demeter, Bioland, ANOG, Biokreis Oberbayern; Biodyn (aus Umstellungsbetrieben),

[2] also möglichst nicht Weizenmehl Type 405 oder Roggenmehl Type 610 verwenden.

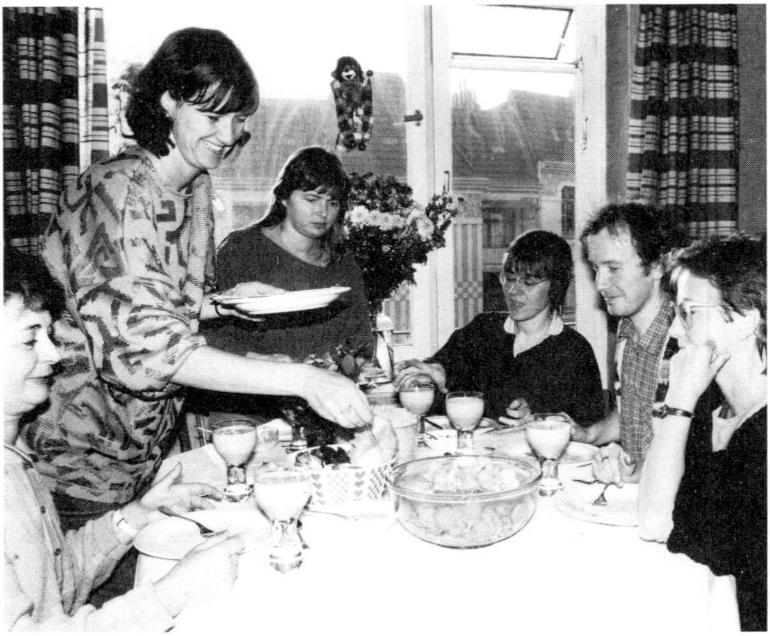

Abb. 14 Gemeinsames Essen der Selbsthilfegruppe

auf verschiedener Grundlage im Bio-Laden oder Reformhaus. Bei Durchfall kann das pflanzliche Präparat Metamucil® allen Speisen und Getränken zugesetzt werden.

Zur geschmacklichen Abrundung bieten sich: Getreide-, Reis-, Hefeflocken, Weizenkeime, frische, kleingehackte Petersilie, getrocknete Kräuter, Butter, Sahne, ein Ei(-gelb), zerdrückte Sonnenblumenkerne, Soja(-mehl, Miso, Soghurt®), ein Teelöffel gute Gemüsebrühe, eine Prise Salz; zum Süßen: 1 Teel. Getreide-, Gerstenmalz, Banane süßt auch. Um Wasserverluste auszugleichen, ist wichtig, ausreichend zu trinken: Himbeerblätter-, Brombeerblätter-, Fenchel-, Kamillentee, verdünnter schwarzer Tee, Sojamilch, Mandelmilch, Milchsuppen, Karottensaft.

Bei der Zubereitung der Speisen sollte man auf den Erhalt der Vitamine achten: nicht zu lange kochen, Getreide und Gemüse erst kurz vor dem Garen zerkleinern (dann in wenig Wasser oder Fett dünsten). Warmhalten von Speisen ist schädlicher als erneutes Aufwärmen. Ausprobieren kann man, ob frische Salate (Kresse-, Endivien-) vertragen werden. Wichtig ist, längere Fastenpausen zu meiden und mehrere kleine Mahlzeiten zu essen.

Darüber hinaus gilt, Spaß an der Essenszubereitung zu entwikkeln, sich seelisch auf das Essen einzustellen, unerledigte Probleme zur Seite zu legen, sich Zeit zu nehmen und zu entspannen, dem Essensvorgang ein wenig Feierlichkeit zurückzugeben.

Eine Umstellung auf eine ungewohnte Ernährung ist schwer. Über Bücher mit Informationen und Rezepten hinaus ist das persönliche Gespräch mit Betroffenen, mit Beratern in Reformhaus oder Bio-Laden, mit einer Diätassistentin in Verbraucherzentralen, Krankenkassen sinnvoll. In Volkshochschulkursen werden zunehmend Vollwertkochkurse angeboten.

Da ich niemanden kenne, der Erfahrungen mit der Diät »Leben ohne Brot« hat, kann ich nur auf das Buch von Lutz, W. verweisen. Es soll auch hier Verbesserungen im Krankheitsverlauf geben. Mir selbst ist die Diätform zu streng.

Was ich bei Eiweiß-, Fett- oder Eisenmangel tun kann

Im Blut können verschiedene Mangelzustände festgestellt werden. Um die Abwehrkraft zu steigern, brauchen wir genügend Nährstoffe: Energie liefern die Fette, Kohlenhydrate und Eiweiße, die einen unterschiedlichen Brennwert haben (s. S. 51). Zum Aufbau körpereigener Stoffe sind besonders Eiweiße, Mineralstoffe, Wasser und Fette wichtig, zur Regulierung biologischer Vorgänge die Vitamine, Mineralstoffe, Wasser und Fette. Geeignete Nahrungsmittel und manchmal auch Astronautenkost oder Infusionen können dann weiterhelfen. In einem Speiseprotokoll lassen sich eine Zeitlang alle Nahrungsmittel festhalten mit ihrem Gehalt an benötigten Nährstoffen (Cremer u. a.: Die große Nährwerttabelle). Beispiel des Speiseprotokolls eines Betroffenen, der besonders auf Eiweiß und Kalorien achtet:

Uhrzeit	Nahrungsmittel		Eiweiß	Kalorien
9 Uhr	Bananenschaum 60 Kalorien	2 Teelöffel Glidine 18 Kalorien, 4 g Eiweiß	4 g	78

Eiweiß (= Protein): besteht aus Aminosäuren, von denen der Körper acht nicht selbständig herstellen kann (= essentielle, = lebensnotwendige Aminosäuren). Sie werden besser vom Körper verwertet, wenn wir während einer Mahlzeit verschiedene eiweißhaltige Nahrungsmittel essen: Kartoffeln, Eier, Milchprodukte, Fleisch, Fisch, Vollkornprodukte, Hülsenfrüchte (Bohnen, Sojabohnen), Reis, Samen, Nüsse.

Milchprodukte: Käse, Quark, Joghurt, Kefir; keine Steril- oder Kondensmilch, in denen Eiweiß und Vitamine weitgehend zerstört sind. Wer Milch nicht verträgt, sollte auf kalziumreiche Nahrung nicht verzichten: Mandeln, Sesam, Meeresalgen, Steckrüben, Broccoli.

Sojaprodukte: Sojamilch, Tofu, Miso u. a. sollten aus kontrolliertem biologischem Anbau sein (Bio-Laden, Reformhaus).

Vollkornprodukte enthalten viel Eiweiß, ungesättigte Fettsäuren, Eisen, Kalzium u. a. Mineralstoffe und Vitamine.

Fleisch ist nicht nötig, wenn man Milchprodukte verträgt und sie mit vollwertiger Nahrung mischt. Wenn man Fleisch wählt, dann magere Sorten, die man kocht, dünstet oder grillt. Magerer Fisch enthält leicht verdauliches Eiweiß.

Eiweißkonzentrate in Pulverform: Sojamehl, Glidine (Weizeneiweiß; im Reformhaus), Eiweißkonzentrat Braun®, Eiweiß 2000®, Protein 88®, Sportive®; flüssig: Precitene®, Peptisorb®, Fresubin®, Nutricomb®[2].

Fett: Lebensnotwendig sind die fettlöslichen Vitamine (A, D, E, K) und die essentiellen Fettsäuren wie die Linolsäure. Sie müssen dem Körper täglich zugeführt werden.

Pflanzenöle enthalten reichlich essentielle Fettsäuren und Vitamine: Distelöl, Sonnenblumenöl, Sojaöl, Maiskeimöl (kaltgepreßt, unraffiniert; Etikett beachten!). Bei Cholesterinmangel ist wichtig, Nahrung mit diesen Ölen (Magerquark, Joghurt, Haferflockenkeks, Sesamkeks) als Allererstes zu essen (dazu näheres: K. Riecken, S. 55).

Sahne oder Pflanzenöle (siehe oben) eignen sich zum Anreichern und Aufwerten von Gemüsesäften, Obstsalaten u.a.

Tierische Fette in Fleisch und Wurstwaren haben oft wenig Wert. Sie sind arm an ungehärteten und reich an gesättigten Fettsäuren. Butter eignet sich; sie enthält viel Vitamin A.

Mittelkettige Fettsäuren sollte man bei Fettaufnahmestörungen bevorzugen. Sie sind in Ceres®-Margarine, Ceres®-Öl[1], in Meritene MCT®, Salvimulsin MCT®, Biosorbin MCT®[2] enthalten.

---

[1] Bestelladresse: UNION Deutsche Lebensmittelwerke GmbH. Friedensallee 333, 2000 Hamburg 50; Tel. 0 40-88 30 10.
[2] Diese Produkte kann man sich vom Arzt verschreiben lassen.

Eisen: wird zur Blutbildung benötigt. Es wird schlecht vom Darm resorbiert (am besten in Verbindung mit Vitamin C). Eisen aus tierischen Nahrungsmitteln (Blut-, Leberwurst, Ei) wird besser aufgenommen als aus pflanzlichen (Sojabohnen, Hirse, Vollkornbrot, Schnittlauch). Da bei der Vollwertkost nur ein mäßiger Verzehr von Fleisch und Eiern empfohlen wird, weiche ich selbst bei Eisenmangel lieber auf pflanzliche Medikamente aus (Ferrum ustum comp; Weleda[1]).

Möglichkeiten und Grenzen

Durch die Auswahl geeigneter Nahrungsmittel können Mangelerscheinungen gebessert, der Darm gestärkt und Beschwerden vermindert werden. So wirken hochungesättigte, essentielle Fettsäuren regulierend auf den Cholesterinspiegel im Blut, Ballaststoffe regulierend auf die Verdauungsvorgänge. Schwer verträgliche Nahrungsmittel müssen erkannt und weggelassen werden. Das kann bei Nahrungsmittelallergien schwierig sein. Vollwertkost dient im entzündungsfreien Zeitraum der Vorsorge. Sie kann vielleicht sogar einen akuten Schub verhindern. Im akuten Schub hat sie irgendwann ihre Grenze (Vorsicht bei Darmverengungen!). Vollwertkost trägt zu einer intakten Umwelt bei.

Die appetitliche Zubereitung unbekannter Speisen muß oft gelernt werden. Hilfen können Kochbücher und -kurse bieten. Erfahrungen lassen sich auch in Selbsthilfegruppen machen, wenn hier der Wunsch besteht. Während es am Arbeitsplatz schwierig sein kann, die Ernährungsweise umzustellen, bieten sich zu Hause meist bessere Möglichkeiten.

Mehr Bewußtsein in Bezug auf die eigene Ernährungs- und Lebensweise kann aus dem Verlassen des alten Essenssystems entstehen. Dabei ist wichtig, vom ständigen Diät-Denken loszukommen. Eine Diät baut meist auf Verzicht auf und wird unbewußt als Strafe empfunden. Wer bewußt auswählt und das Essen genießt, kann sich ohne schlechtes Gewissen zugestehen, alles zu essen, wonach er Lust empfindet. In diesem Prozeß läßt sich zusammen mit dem eigenen Nahrungsinstinkt auch die Freude am Leben leichter wiederentdecken.

[1] Diese Produkte kann man sich vom Arzt verschreiben lassen.

Wie Beziehungen die Heilung unterstützen

Durch das Erleben von Krankheit und Schwäche während meines letzten Schubes zog ich mich aus Beziehungen zu anderen Menschen immer mehr zurück. Ich hatte Angst, eine Belastung zu sein und fühlte mich wertlos.

Da diese Erfahrungen viele betroffene Menschen machen, will ich einige Fragen an den Anfang stellen:

- Was suche ich in der Beziehung zu anderen Menschen? Was suche ich besonders, wenn ich krank bin?
- Was steht dem entgegen? Wo kann ich etwas ändern? Was kann der andere tun?

Ich brauche andere Menschen: Nähe und Verstehen

»Ich brauche andere Menschen.« Diesen bedeutungsvollen Satz bringen viele nur schwer über die Lippen und können sich nicht mit seiner Gewißheit anfreunden. Andere Menschen nötig zu haben, wird in unserer Kultur mit Schwäche gleichgesetzt. »Beiß dich allein durch« – haben wir oft von Kindesbeinen an gelernt. Häufig sind wir auch von anderen Menschen enttäuscht, da wir niemanden gefunden haben, der sich uns genügend zuwendet und versteht. So haben wir aufgehört, Nähe zuzulassen und Verständnis zu suchen.

Auch wenn wir uns als Reaktion auf dieses Nicht-verstanden-fühlen innerlich zurückziehen, ist es über Dauer geradezu »dem Leben widerstrebend«, wenn wir uns in einer lange andauernden Krise vor Nähe verschließen, die wir gerade jetzt so nötig brauchen. Wir verhindern, Wärme und ein reichhaltiges Leben in uns selbst zuzulassen. Oft können wir erst auf andere Menschen zugehen, wenn wir den Mut und eine innere Kraft in uns spüren.

Erleichtern kann diesen Schritt eine Selbsthilfegruppe. *Wilfried*, der stark abgemagert war und sich immer mehr zurückgezogen hatte: »In der Selbsthilfegruppe hörte man mich an. Ich konnte frei über meine Probleme reden, und die anderen Teilnehmer sprachen offen von sich. Dies brachte mir mein Selbstwertgefühl wieder.« Manche Gruppenmitglieder erfahren hier zum ersten Mal echtes Verständnis. Sabine bemerkte an sich eine Weiterentwicklung: »Ich lerne zuzuhören und die innere Welt des anderen zu achten, die meiner ja so ähnlich ist. So kann ich mich selbst besser wahrnehmen.« *Lore* (58) erlebte Verständnis schon vor Eintritt in die Gruppe in der Beziehung zu ihrem Mann: »Ich bin dankbar und froh darüber, wie mein Mann mich mit dem Durchfall und all den unappetitlichen Begleiterscheinungen akzeptierte.«

Indem andere Menschen uns zuhören und zu verstehen suchen, verstehen wir uns selbst besser. Durch Gespräche erfahre ich, daß es andere Menschen gibt, denen es ähnlich geht wie mir. Indem ich mich öffne und lerne, meine Gefühle wahrzunehmen und auszudrücken, kann ich mich annehmen so wie ich bin. Dann wird mich auch der andere annehmen. Indem ich ein Gespür für meine Bedürfnisse entwickle, entdecke ich, daß ich innerlich wertvoll bin und eine Bereicherung für den anderen.

Dem anderen und sich selbst nahe sein können wir in besonderer Weise durch körperliche Berührungen. Häufig haben wir den Körper eines anderen seit unserer Kindheit oder vielleicht noch niemals gespürt. Wir haben Angst vor eigenen – nicht nur sexuellen – Empfindungen und befürchten, dem anderen zu nahe zu treten und die notwendige Distanz nicht wiederzufinden. Dabei sehnen wir uns nach Liebe und Angenommenwerden. Welch ein beglückendes Gefühl kann es sein, einfach die Hand des anderen zu spüren, zu erleben, daß Worte nicht unbedingt erforderlich sind.

Das Wahrnehmen des Bedürfnisses nach Zärtlichkeit und körperlicher Nähe geht einher mit dem Bewußtwerden der inneren Werte, Bedürfnisse und Gefühle. Daraus entsteht ein inneres Zutrauen zu den eigenen Gefühlen und Wünschen. So kann ich zum Beispiel, wenn es schlechter geht, den Wunsch, gehalten zu werden, auch ausdrücken: »Nimmst du mich mal in den Arm?«

Wenn wir uns das Recht auf körperliche Nähe gänzlich versagen, sollten wir innehalten. Denn solange wir uns wegen unserer Ängste körperliche Nähe zu anderen versagen, fühlen wir uns ungeliebt und finden nicht den beglückenden Zugang zum anderen und zu uns selbst.

Häufig meiden wir körperliche Nähe, weil wir meinen, nur über bestimmte Leistungen ein Recht auf Liebe zu haben. Manchmal können wir allerdings keine körperliche Nähe ertragen und lehnen sie ab. Das muß akzeptiert werden, da jeder für sich selbst verantwortlich ist.

Jede Beziehung ist immer wieder eine Aufgabe, sich selbst und den anderen zu achten, ihm ebenso zuzugestehen, ein liebenswerter Mensch zu sein.

Wie ich mir im akuten Schub Hilfe wünsche

Wenn Durchfall und körperliche Schwäche den Bewegungsradius einschränken, der Erkrankte seelisch unter den Belastungen leidet, beeinflußt das die Reaktionen, Verhaltensweisen und Gefühle der Menschen seiner Umgebung. Ich will aufzeigen, wie beide Seiten besser aufeinander eingehen können.

Erkrankte Menschen wünschen sich meist an erster Stelle mehr Verständnis. *Lore:* »Ich wünsche mir Verständnis, wenn ich dauernd zum Clo rennen muß!« *Sabine* ergänzt: »Freunde sollen mich als vollwertig ansehen, mich auch mit meinen Schwierigkeiten akzeptieren und verstehen, wenn ich in der Zeit sehr empfindlich bin.«

Für nahestehende Menschen ist es oft schwer zu ertragen, wenn sie den Erkrankten abgemagert im Bett liegen sehen und lustlos erleben. *Melanie* möchte, daß sich ihre Freunde auf die veränderte Situation einstellen: »Sie müssen akzeptieren, daß ich nicht mehr so bin und leben kann wie früher. Wenn es mir schlecht geht, sollen sie nicht immer versuchen, mich aufzuheitern.« Für Angehörige ebenso wie für den erkrankten Menschen ist schwer, sich und anderen die erlebte Hilflosigkeit und Angst einzugestehen. Nicht zu jeder Zeit besteht Bereitschaft, darüber zu reden. *Maren* bittet mit Blick auf ihren letzten Schub um Verständnis und betont ihre Grenzen: »Wenn es mir schlecht geht, möchte ich Ruhe haben und nicht immer darüber reden müssen.« Grenzen der Belastbarkeit wahrzunehmen, auszudrücken und mit ihnen umgehen zu lernen, ist eine wichtige Aufgabe in der Begegnung von Angehörigen und dem erkrankten Menschen.

Manche Menschen geben beim Besuch des Erkrankten vornehmlich »gute Ratschläge«. Rat geben ist an sich nichts Schlechtes. Es zeigt, daß sich der andere Gedanken macht, was gut tun könnte. Besser ist es für Angehörige, nachzufragen: »Kann ich etwas für dich tun?« Dann überläßt man dem Erkrankten, selbst zu entscheiden, was ihm nottut oder er kann »nein« sagen. Der Anstoß zu einem Gespräch sollte auch vom Erkrankten ausgehen können: »Sag mir mal etwas von dir, wie es dir geht. Mit Ratschlägen kann ich momentan nichts anfangen.«

Grundsätzlich ist wichtig, daß der Erkrankte sich nicht darauf verläßt, andere würden seine Bedürfnisse schon spüren. Er selbst muß lernen, aktiv zu werden und sich zutrauen, Hilfe zu erbitten. Häufig wollen Freunde helfen und wissen nur nicht wie. Nach einer längeren Zeit des Rückzugs kann der erste Schritt sein, ganz konkret zu fragen: »Kaufst du heute für mich ein?« oder »Hast du heute abend Zeit? Ich möchte dich treffen.«

Betroffene wollen kein Mitleid und keine generelle Rücksichtnahme. *Melanie* (nach einem Schub): »Ich wünsche mir, daß Freunde normal mit mir umgehen, die Krankheit nicht als Tabu behandeln, aber auch nicht nur mit Mitleid, sondern eben normal, als einen Teil von mir.« Daß Freunde »normal« mit ihr umgehen mögen, betont auch *Adrienne:* »Da es mir nicht gut geht, möchte ich, daß Rücksichtnahme mir gegenüber als ganz normal angesehen wird und nicht als »Extrawurst«, denn das führt zu Spannungen.« Manche Erkrankte lehnen ab, eine »Extrawurst« zu bekommen. *Doris:* »Wenn ich zu Besuch bin und gefragt werde, ob ich etwas Anderes/Bestimmtes essen möchte, lehne ich ab, denn auffallen möchte ich nicht. Ich habe immer selbst etwas für mich dabei.« Für Angehörige und Freunde ist wichtig, den Betroffenen selbst entscheiden zu lassen und seine Eigenverantwortlichkeit zu erhalten.

Ein weiterer Wunsch erkrankter Menschen ist, als wertvoll behandelt zu werden. Wertvoll kann ich mich fühlen, wenn ich auch in Zeiten stärkerer Betroffenheit nicht nur als schwach und hilflos gesehen werde. So ist es wichtig, einen erkrankten Menschen nicht gänzlich vom Leben auszuschließen. Wer einen Erkrankten um Hilfe bittet, zeigt ihm, daß er gebraucht wird und wertvoll ist. Auch ein erkrankter Mensch hat die Fähigkeit zu helfen, Nähe und Verständnis zu geben, für einen anderen da zu sein.

Wünsche betroffener Menschen nennt etwa *Helen:* »Ich wünsche mir, daß Freunde Zeit für mich haben.« Ein weiterer Wunsch ist, zu unangenehmen Untersuchungen begleitet zu werden. Wichtig ist, ein Angebot nicht aufzudrängen. Manche Anregung nimmt der Erkrankte erst später wahr. Zeitweilig braucht er Ermutigung, ein »Aufmerken«. Zeichen persönlicher Zuneigung kann der Angehörige auch über einen Brief, eine selbstbesprochene Kassette, einen Telefonanruf, ein persönliches Geschenk ausdrücken. Gerade im Krankenhaus ist es für viele Betroffene wichtig, etwas in der Hand zu haben (etwa eine Fotografie).

Es ist wichtig, daß Angehörige ihre Gefühle und Bedürfnisse ausdrücken

»Das ist ein brandheißes Thema.« So reagierte eine betroffene Frau, der ich von dieser Überschrift erzählte. Brandheiß deshalb, da ich – als von der Erkrankung Betroffener – auf dieser Seite des Brandherdes stehe und folglich aus meinem Blickwinkel schreibe. Von daher will ich auch nur eine begrenzte Auswahl von Beispielen erläutern.

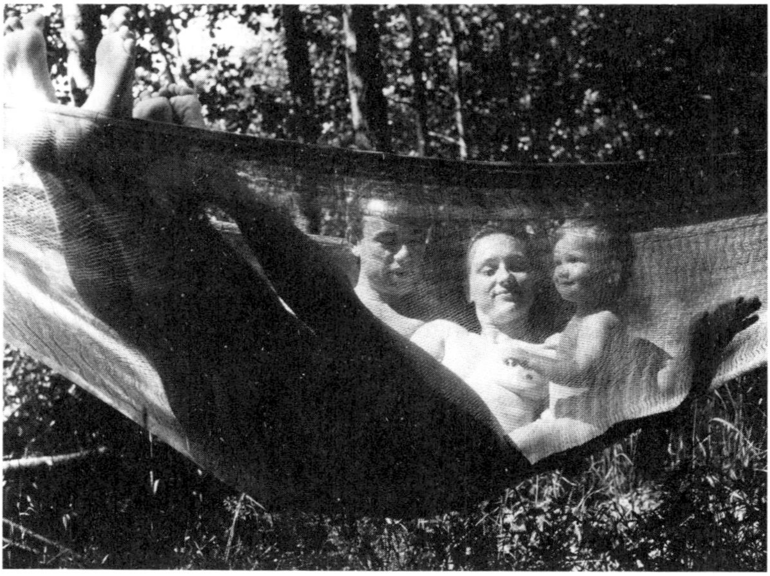

Abb. 15 Nähe und Wärme in der Beziehung sind eine wichtige Voraussetzung, um auch über konfliktreiche Themen reden zu können

Brandheiß ist das Thema aber besonders, da die meisten von uns schmerzliche Erfahrungen mit einstmals nahestehenden Menschen gemacht haben. Wenn wir den größten Schmerz verwunden haben, können wir aus diesen Erfahrungen lernen: Durch eine Krise zeigt sich, worauf eine Beziehung beruht, welche Gemeinsamkeiten Bestand haben und wie beide miteinander umgehen. Es eröffnen sich Möglichkeiten eines besseren Umgangs auf beiden Seiten.

Angehörige leiden unter der Erkrankung oft ebenso wie der direkt Betroffene. Meist fällt es schwer, über die veränderte Situation und die entstandenen Belastungen zu reden. Über bestimmte Reaktionen, wie Ratschläge geben und starkes Kümmern, drückt der Angehörige häufig seine Angst aus. Angst ist ein hervorstechendes Gefühl bei jedem schweren Verlauf der Krankheit. Nicht in jeder Situation kann der Erkrankte die geäußerte Angst des Angehörigen verkraften. Meist löst sich aber die Spannung, wenn er ausdrückt: »Ich habe Angst um dich.« Durch das Loslassen der Angst läßt sie sich leichter ertragen. Wir müssen über die Situation reden lernen.

Die Auseinandersetzung mit der Erkrankung eines anderen führt immer zur Auseinandersetzung mit eigenen Gefühlen und Werten: Wie gehe ich mit Schwäche, Krankheit um? In engen Beziehungen tendiert der Partner dazu, den Erkrankten aus Sorge vor jeder Belastung zu beschützen. Sie kann so weit gehen, daß der Erkrankte hilflos gemacht und in seiner Erkrankung bestärkt wird.

Angehörige, die ihre Verhaltensweisen und Gefühle dem Erkrankten gegenüber überdenken können, sehen: Nähe ist nicht allein wichtig, sondern ebenso auch Abstand, damit jeder sich selbst wahrnehmen kann. Dann kann jeder ein Gefühl entwickeln für die Verantwortung sich selbst gegenüber und aus sich heraus entscheiden. In einer nahen Beziehung muß der Partner auch ein eigenes Leben leben können, sich entlasten und Absprachen treffen mit Freunden, aus deren Dasein Kraft geschöpft werden kann.

Wichtig ist, sich über die eigenen Reaktionen und die des anderen auszutauschen. Wie kommt jeder mit der Erkrankung zurecht? Wie können beide mit unterschiedlichen Gefühlen umgehen? Dadurch können beide einer Entfremdung entgegensteuern. *Maren:* »Wir haben miteinander geredet. Mein Mann mußte im Schub Zeit für sich haben, da er mich nicht immer leiden sehen konnte. Das gab ihm Kraft für unsere Beziehung.« Auch von Erkrankten kann die Initiative ausgehen: Wenn wir uns unwohl fühlen oder als Einschränkung für den anderen empfinden, können wir fragen. Wenn wir das Gefühl haben, daß der andere wegen uns verzichtet, braucht das nicht so sein. *Hans:* »Durch die Erkrankung von *Elke* habe ich mich geändert. Ich bin glücklich, daß ich gesund bin und helfen kann. Indem ich *bei* ihr war, habe ich mich mit einem Teil von mir versöhnt.«

Wichtig ist, daß der Angehörige dem Erkrankten seine Zuneigung und Liebe zeigt. *Corinna:* »Mir hat geholfen, daß mein Freund mir sagte, daß er bei mir bleibt, auch wenn der Darm raus muß.«

Der akute Schub geht vorbei. Die Beschwerden bessern sich. Aus der Zeit kann jeder für sich lernen. In beschwerdefreien Zeiten ist es wichtig, sich das Positive aus der Zeit der Erkrankung zu erhalten.

Wenn wir Eltern sind, brauchen unsere Kinder besonderes Verständnis. Für *Lore* wirkte es besonders verletzend: »Als ich erkrankte, kamen meine Kinder gerade in die Schule. Sie haben sehr darunter gelitten, und ich hatte Schuldgefühle, keine gute Mutter zu sein.« Kinder haben meist ein sehr feines Gespür. Man sollte sie als vollwertig nehmen und mit ihnen reden: »Mama hat einen kranken Darm und Durchfall« und auf die Fragen des Kindes eingehen. Jugendlichen kann man ruhig zum Beispiel dieses

Buch zur Information anbieten. Wichtig ist, daß jeder über seine Gefühle und Bedürfnisse reden kann.

Beziehungen in Schule, Beruf, Freizeit

In Schule und Beruf werden die menschlichen Beziehungen stark durch Leistungsfähigkeit und Leistung geprägt. Wenn Lehrer und Mitschüler uns wegen der Erkrankung nicht isolieren und Kollegen und Mitarbeiter Verständnis haben, wird sich das positiv auf unseren Krankheitsverlauf auswirken. Wichtig scheint mir hier allerdings, wie wir mit eigenen Anforderungen und Grenzen der Belastbarkeit umgehen. *Adrienne* sieht bei sich einen Konflikt und benennt ihn so: »Ich überfordere mich, wenn ich innerlich mit meinem Schicksal hadere, aber äußerlich so tue, als ob ich alles könne und nicht krank wäre.« Astrid hat aus ihrer Situation eine neue Beziehung zur eigenen Leistungsfähigkeit gefunden: »Früher dachte ich, unersetzlich zu sein. Indem mir klar wurde, daß ich mich durch mein »Für-alles-verantwortlich-Fühlen« überlaste, konnte ich Aufgaben besser aufteilen. Durch das Vertrauen den Kollegen gegenüber besserte sich das Arbeitsklima.«

Je mehr wir zu uns und unserer momentanen Leistungsfähigkeit stehen können, desto weniger belasten wir uns und andere. Wichtig ist, die eigenen Grenzen zu erkennen und zu vertreten. *Corinna:* »Jahrelang habe ich mich nach außen für unbegrenzt belastbar gehalten. Für mich ist wichtig, ungerechtfertigte Forderungen auf der Arbeit zurückzuweisen und ›nein‹-sagen zu lernen.«

Hierzu gehört auch, mit dem eigenen Ärger besser umgehen zu lernen: Wie reagiere ich, wenn ich ärgerlich bin? – Zum Beispiel durch Luftanhalten, Schlucken oder einen roten Kopf? Wenn ich mir Situationen bewußt mache, in denen ich mich ärgere, kann ich beim nächsten Male frühzeitiger reagieren: »Mich ärgert, daß Sie mich nicht rechtzeitig informiert haben.« Wichtig kann sein, das zu wiederholen, was der andere gesagt hat, und zu fragen, ob er es so gemeint hat. Es ist wichtig in der »Ich-Form« zu reden, wenn es um die eigenen Gefühle, Vorstellungen und Wünsche geht.

Wenn wir die Situationen erkennen, in denen wir uns überfordern oder zurückhalten, können wir Schritte zur Veränderung einleiten.

Das gilt auch für den Freizeitbereich. In wieweit dient er wirklich der Erholung? Oder ist er ebenfalls gefüllt mit Wettbewerbsverhalten und Ringen um Anerkennung und Ansehen? *Melanie* berichtet von ihrer veränderten Einstellung: »Ich lege mich tagsüber oft hin, wenn ich mich schlapp fühle. Das hätte ich früher nicht zugelassen. Ansonsten versuche ich, mich jeden Tag ausreichend zu bewegen.« Wenn wir durch die Krankheit stark in unserer Bewegungsfreiheit eingeschränkt sind, müssen wir lernen, mit dem Wenigen zufrieden zu sein, nicht nur auf das zu blicken, was wir nicht können, sondern das zu würdigen, was wir können. *Sabine:* »In meiner Freizeit bin ich sehr eingeschränkt, da immer ein Klo in der Nähe sein muß. Mit der Zeit fällt es mir leichter, zur Krankheit zu stehen, anderen zu erzählen, mich nicht mehr zu schämen.« Wenn wir mit Menschen, die uns verstehen, über unsere Situation und unsere Erfahrungen reden, ergibt sich häufig eine neue Bewertung von dem, was wir können oder nicht können. Daraus ergibt sich dann mehr Sicherheit, mit Tätigkeiten oder Hobbies zu beginnen, zu denen wir vorher keinen Zugang hatten. Sich durch Malen, Kunsthandwerk, Musik und Singen ausdrücken zu lernen, kann in Zeiten stärkerer Belastungen eine wichtige Hilfe sein.

Die Eltern von erkrankten Kindern und Jugendlichen

Wenn ein Kind erkrankt, ist es der sehnliche Wunsch der Eltern, das Richtige zu seiner Gesundung beizutragen. Aber es gibt kein Patentrezept. Das kann es schon deshalb nicht geben, weil Kinder völlig unterschiedliche Bedürfnisse haben. Einige brauchen viel Zuneigung und Wärme. Für andere Kinder bedeuten Liebesbeweise einen zusätzlichen Druck. Von daher sollten Eltern gern benutzte Sätze hinterfragen und möglicherweise meiden: »Ich will doch nur dein Bestes.« »Was haben wir denn falsch gemacht?« »Wir tun doch alles für unser Kind.«

An erster Stelle sollte die Aufrechterhaltung und Förderung der Selbständigkeit des Kindes stehen. Wie sie ihrem Kind durch Anteilnahme und Unterstützung helfen, zeigen folgende Aussagen betroffener Eltern.

Wichtig ist, für das Kind da und für seine Gefühle offen zu sein. *Anna,* Mutter von *Kerstin* (10), betont ihre Mittlerrolle zum Arzt: »*Kerstin* hatte Angst vor z. B. Blutabnahmen. Daraufhin haben wir den Stationsarzt gebeten, ihr zehn Minuten vorher anzukündigen, wenn er kommen wollte. Das konnte sie verkraften. Bewährt hat sich, daß wir das Kind informiert haben, mit ihm über seine Ängste redeten und bei Untersuchungen, wie z. B. einer Spiegelung, da waren. Das hat die Angst des Kindes gemindert.«

Dem Kind gegenüber sollten die Eltern ebenso eigene Gefühle ausdrücken. Kinder merken sowieso, was los ist, und fühlen sich dann ernst genommen. Vater: »Ich habe *Sven* (11) gesagt, daß ich ratlos bin und es mir schwerfällt, ihn leiden zu sehen, aber ihm die Erkrankung nicht abnehmen zu können.« Eine Möglichkeit beim Umgang mit der Angst ist, sich zu informieren. Vater: »Ich habe *Sven* darin unterstützt, die Ärzte alles zu fragen, was er wissen wollte: ›Welcher Teil vom Darm ist erkrankt? Tut die Untersuchung weh?‹« Indem das Kind selbst aktiv wird, tut es etwas gegen die eigene Angst. Das fördert die Heilung.

Eltern sollten versuchen, mit einem Menschen, dem sie vertrauen, möglicherweise auch einem Arzt oder Psychologen, über die eigenen Gefühle zu reden. Viele befragte Eltern betonen, daß ihnen eine Selbsthilfegruppe geholfen hat. Mutter von *Dirk* (17): »Meine Angst verminderte sich, als ich sah, daß Menschen mit der Erkrankung 20 Jahre leben – und zwar gut leben können. Dadurch brauchte ich *Dirk* nicht meine Angst aufdrücken und konnte ihm mehr Selbständigkeit zugestehen.«

Probleme hatten alle Eltern – zumindest eine Zeitlang – mit der Ernährung. Sollen sie dem Kind Zucker ganz verbieten? Was tun, wenn das Kind Vollwertkost nicht mag?

Mutter: »Wir hatten *Kerstin* (10) Zucker ganz verboten. Den hat sie dann heimlich gegessen und an der Heimlichkeit gelitten. Es war wichtig zu sagen: ›Wir haben einen Fehler gemacht‹ und dem Kind die Entscheidung zu lassen. Jetzt sprechen wir gemeinsam ab, wann sie wieder die Kraft hat, ›Diät‹ zu machen. Selbstentscheidung und Absprache haben sich auch in der Familie von *Pit* (13) bewährt, in der alle die Ernährung in Richtung auf eine Vollwertkost umgestellt haben. Die Mutter: »Das Verlangen nach Süßem hat insgesamt bei uns nachgelassen. Die Absprache ist aber besonders mit *Pit* nötig, der öfter auch mal etwas ganz anderes essen will.«

Das Umstellen der Ernährung ist immer ein Prozeß und kann nur in Absprache mit dem Kind gelingen. Erleichternd wirkt, wenn Eltern selbst Erfahrungen sammeln mit einer gesünderen Kost und ihrer schmackhaften Zubereitung.

Durch die Erkrankung ändert sich oft der Kontakt der Kinder zu Gleichaltrigen. Eltern müssen versuchen zu verstehen, was es bedeutet, aus Freundschaften herausgerissen zu werden oder sich wegen spezieller Ernährung oder körperlicher Schwäche anders verhalten zu müssen. Sie können mit ihrem Kind andere Kontaktmöglichkeiten besprechen, sollten ihm aber möglichst alle Aktivitäten, wie zum Beispiel zu telefonieren, selbstverantwortlich überlassen.

Durch die Erkrankung des Kindes ändert sich das Familienleben. Wichtig ist, auch die gesunden Geschwister in ihren Bedürfnissen und

Gefühlen ernst zu nehmen: »Wie kommt ihr mit der Erkrankung eures Geschwisters zurecht?«

Durch die Sorge um das erkrankte Kind kann sich auch die Beziehung der Eltern zueinander verändern: Kann ich als Vater oder Mutter Verantwortung teilen, Aufgaben verteilen? Kann ich mir Entlastung verschaffen und nahestehende Menschen um Hilfe bitten?

Eltern leiden unter der Erkrankung ihres Kindes oft ebenso wie das Kind selbst. Das Unverständnis, auf das viele Eltern in ihrer Umgebung stoßen, drückt eine enttäuschte Mutter so aus: »Wenn wir irgendwohin eingeladen waren, fragten alle: ›Wie geht es dem Jungen?‹ Aber keiner wollte wirklich zuhören. Keiner fragte, wie es mir geht.« Wenn Angehörige oder auch eine ganze Familie keine ausreichende Hilfe bekommen, können sie an einer Selbsthilfegruppe teilnehmen, sich an den behandelnden Arzt oder an eine der psychologischen Beratungsstellen wenden.

Hinweis: Anregungen für Angehörige: S. M. Simonton: Heilung in der Familie, 1986.

Was ich tun kann – was ich lassen muß

Wenn mir im Beratungszentrum der CED-Hilfe ein Besucher die Frage stellt: »Was kann ich tun?«, erwartet er in den seltensten Fällen allein eine Information. Wenn ich ihm zuhöre, erfahre ich oft, daß der Betroffene unsicher ist und Zeit braucht herauszufinden, wie er sein Leben in die eigene Hand nehmen kann und welche Hilfen er dazu in Anspruch nehmen will.

Menschen, die längere Zeit in einer Selbsthilfegruppe sind, gehen die Frage »Was tun?« meist mit mehr Gelassenheit und Wissen an: Sie haben einen guten Arzt gefunden, weitere für sich wichtige Informationsquellen aufgetan (siehe Literatur- und Adressenverzeichnis) und wählen den für sich ›richtigen‹ Ansatzpunkt zum Handeln: Einige nutzen Psychotherapie oder andere alternative (nicht in der Schulmedizin gelehrte) Therapien, um Zusammenhänge der Erkrankung mit dem eigenen Leben zu erforschen. Andere versuchen, konkret Belastendes in ihrem Leben zu erkennen und abzubauen. Der eine hat ein gut verträgliches Essensrezept ausprobiert; der andere berichtet, wie er in der Beziehung zu nahestehenden Menschen ein neues Verhalten zeigt. Eine Frau unserer Gruppe drückte einmal das Ergebnis einer Gruppensitzung für sich so aus: »Jeder nimmt das aus einem Treffen mit nach draußen, was er braucht.«

Um Ansatzpunkte zum Handeln besser aufzuzeigen, will ich auf den folgenden Seiten den Umgang mit Belastungen in den Vordergrund stellen: Was sind bei dem einzelnen Menschen Belastungen? Was kann ich tun – was muß ich lassen, um mit Belastungen besser umzugehen?

Der Kontakt und die Aussprache mit anderen Menschen kann es erleichtern, Antworten zu finden.

Die eigene Lebenweise bewußt anschauen

Etwas haben die längerfristige Teilnahme an einer Selbsthilfe- oder Therapiegruppe, der Aufenthalt in einer psychosomatischen Klinik oder einem Krankenhaus gemeinsam: Wir sind herausgegangen aus unserer täglichen Umgebung und haben die Chance, unsere eigene Lebensweise mit mehr Abstand anzuschauen.

Nun ist ein bewußtes Anschauen gar nicht so einfach. Das eine Mal sind wir wie in einem Dämmerzustand. Ein anderes Mal sind wir ganz ›aufgedreht‹. Auf jeden Fall kann den Bewußt-werdens-Prozeß erleichtern, wenn wir mit anderen Menschen in Kontakt treten.

Was verstehe ich unter eigener Lebensweise? Für mich verbinden sich damit besonders zwei Fragen zu meinem Dasein und Verhalten:

- Wie gehe ich mit meinen Gefühlen um?
- Durch welche Einstellungen und Verhaltensweisen belaste ich mich, hindere ich mich daran, glücklich zu sein?

Beispielhaft will ich versuchen, diese Fragen am Umgang mit der Vergangenheit zu beantworten.

Unsere Gefühle sind das Wichtigste, was wir haben. Sie verbinden uns mit anderen Menschen, unserer Arbeit, der Natur. Wenn wir unsere Gefühle wahrnehmen und ausdrücken, fühlen wir uns leichter und sind in einem »Zustand« des Fließens. Ich glaube, daß uns ein Großteil der alltäglichen Belastungen nicht bewußt ist, da wir den Zugang zu unseren Gefühlen verloren haben.

Stattdessen haben wir bestimmte Rollen, Verhaltensweisen und Einstellungen angenommen. Wir sind Einzelkämpfer geworden. In Gesprächen wollen wir immer Recht haben und uns keine Schwächen zugestehen. Diese Einstellungen wie ›Ich muß immer perfekt sein‹, oder ›Ich gelte nur etwas durch meine Leistung‹, oder ›Ich darf niemals neidisch oder rechthaberisch sein‹, haben in unserer Vergangenheit ihre Ursache und werden großenteils auch heute in unserer Leistungsgesellschaft geduldet oder sogar belohnt. Diese Einstellungen hindern uns aber daran, lebendig zu sein und unsere Gefühle auszudrücken. Und so wirken sie sich auf unsere Organe aus und graben sich in unseren Darm ein.

Um den Prozeß der Gesundung – des Fließens – in Gang zu bringen, müssen wir uns öffnen und versuchen, krankmachende Gewohnheiten aufzugeben. Als wichtig empfinde ich dabei, nicht andere verändern zu wollen, sondern bei sich selbst anzufangen. Es fällt schwer zu sagen: »Ich kann nicht mehr und brauche Hilfe.« Leichter ist es anderen die Schuld zu geben.

Wir tendieren dazu, nach den Ursachen unserer Erkrankung in der Vergangenheit zu suchen und unsere Eltern, Lehrer, die Gesellschaft für unsere Erkrankung verantwortlich zu machen. Dadurch machen wir uns zum Opfer und geben unser Leben, unsere Verantwortung ab an etwas, was wir nicht mehr ändern können. Für mich war wichtig, meine Vergangenheit zu analysieren, aber auch damit irgendwann aufzuhören. Wenn ich sie loslasse – auch meine Trauer und Wut – kann ich mehr ›heute‹ leben. So kann ich mich mit meiner Vergangenheit aussöhnen, sie als geschehen akzeptieren. ›Heute‹ leben heißt: nicht aufzuschieben.

Beispiel: Jeder erinnert sich an ungeklärte Situationen aus der Vergangenheit. So fällt es schwer, sich zu entschuldigen, etwa in einem Streit einen Fehler einzugestehen. Wir halten lieber an unserem Vollkommenheitsanspruch fest. Dabei stört uns am anderen oft, was wir bei uns selbst nicht sehen wollen. Entschuldigen heißt, sich von einer Schuld zu befreien, Schuldgefühle loszulassen, nicht zu urteilen. Wenn der andere nicht mehr erreichbar ist, kann man sich innerlich vorstellen, wie man ihm und sich selbst vergibt. Die beste Möglichkeit sich mit der Vergangenheit zu versöhnen ist, sie zu akzeptieren und die Gegenwart aus vollem Herzen zu lieben.

- Diese Ziele verfolgen häufig Menschen in EA-Selbsthilfegruppen. Erwähnen möchte ich in diesem Zusammenhang den Ansatz der Psychosomatischen Klinik in Bad Herrenalb (s. hierzu: Lair, Lechler, 1983).

Entspannung lernen und Heilung visualisieren

Spannung und Entspannung sind Teile aller menschlichen Lebensprozesse. Wenn wir allerdings Spannung festhalten, angespannt sind – etwa weil wir Einstellungen und Verhaltensweisen wie eine Sucht beibehalten oder Gefühle von Angst nicht ausdrücken, führt das zu körperlichen Verspannungen und Krankheit. Wir müssen lernen uns zu entspannen und in Kontakt mit unserem Körper zu kommen.

Von der Vielzahl der Entspannungsmethoden möchte ich hier nur einige vom Namen erwähnen: Jacobsen's Kurzentspannung, Autogenes Training – sowie die meditativen Übungen beim Yoga und T'ai Chi, die umfassender und tiefer wirken. Mit jeder dieser Methoden lassen sich Erfahrungen auf dem Weg zur Heilung machen. Ich will hier eine Entspannungs- und Visualisierungsübung vorstellen, die die Möglichkeit bietet, sich zu besinnen und eigene Handlungsmuster zu erkennen. Carl Simonton und Stephanie Matthews Simonton beschreiben die Übung ausführlich in ihrem Buch »Wieder gesund werden« (1982). Eine Tonkassette liegt dem Buch bei.

Wir haben diese Übung mehrmals in unserer Gruppe angewandt und unsere Erfahrungen dabei ausgetauscht (s. in meinem ersten Buch, S. 110–115). Ebenso kann ein Therapeut Sicherheit geben, da er ausgebildet ist, den Betroffenen sich selbst verstehen zu helfen. Das Ziel der Übung ist, die Krankheit anzunehmen und Vorstellungen zur eigenen Heilung zu entwickeln: »Wir können unser körpereigenes Abwehrsystem stärken und so den Gesundungsprozeß einleiten.«

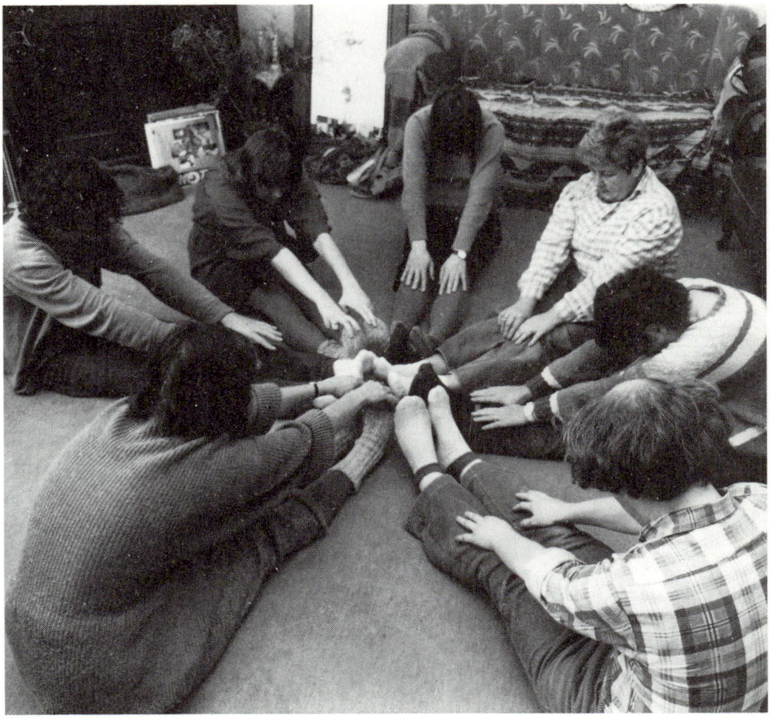

Abb. 16 Entspannungsübung in der Selbsthilfegruppe

Übung, Teil 1: Entspannungsübung

1. Lege dich bequem hin und schließe die Augen ...
2. Rufe dir ins Bewußtsein, daß du atmenst ... Laß den Atem kommen, wie er ist. Beobachte ihn ohne ihn zu beeinflussen.
3. Stelle dir vor: Es ist ein warmer Sommertag, du liegst am Strand, die Sonne wärmt dich ...
4. Stelle dir bildlich vor, wie alle Körperteile und -organe sich entspannen, wie du die Verspannungen löst. Wandere dabei von einem Körperteil zum nächsten und spüre, wie sie sich anfühlen: Zehen, Fersen, Waden, Knie, Oberschenkel, Unterleib, Rücken, Kopf, Stirn, Augen, Wangen, Kinn, Hals, Schultern, Arme, Hände, Finger, Brust, Bauch, Magen, Darm.
5. Schicke ein warmes, helles Licht in die Körperteile, die schmerzen oder geschwächt sind und Energie brauchen.

6. Ruhe dich einige Minuten in diesem angenehmen Zustand aus.
7. Komm dann langsam mit deinem Bewußtsein in den Raum zurück.

Hilfen zu 4: Wenn die Gedanken abschweifen, konzentriere dich auf die Atmung. Benutze beim Entspannen immer die gleiche Reihenfolge. Das erleichtert die Entspannung. Wenn du die Übung ein- oder zweimal täglich machst, wirst du mit der Zeit einen Entspannungszustand herstellen, der sich auch auf den Alltag überträgt. Du kannst diese Übung allein machen.

Wenn du gelernt hast, dich zu entspannen, kannst du die folgende Visualisierungsübung (nach Punkt 6) anschließen. Mit Visualisierung ist gemeint: Bilder zu einem Problem in der Vorstellung zu entwickeln und diese Bilder im Sinne von Gesundung zu verändern.

Übung, Teil 2: Visualisierung

1. Stelle dir den Darm vor und die jetzige Schädigung durch die Erkrankung ...
2. Mache dir bewußt, daß dein Körper im Laufe seines Lebens viele Entzündungen zum Stillstand gebracht hat, daß du dein körpereigenes Abwehrsystem stärken mußt. Die weißen Blutkörperchen säubern die Wunde. Die Entzündungsstellen werden weniger. Neue Zellen schließen die Wunde. Die verbrauchten werden ausgeschieden. Der Darm wird wieder ganz gesund ...
3. Wenn du Medikamente nimmst, stell dir vor, wie sie die Heilung unterstützen ...
4. Wenn du Schmerzen hast, stell dir vor, wie sie aussehen, wie sie verschwinden ...
5. Wenn du dich gesund ernährst, stell dir vor, wie der Nahrungsschleim die entzündeten Stellen besänftigt und zum Abheilen bringt ...
6. Durch stärkeres, tiefes Atmen nimmst du Energie auf und stärkst deine Abwehrkraft ... Beim Ausatmen läßt du Überflüssiges, Schmerzendes und Krankes heraus.
7. Stell dir vor wie du frei von Schmerzen bist, dich gesund fühlst und deine Lebensziele erreichst ...

Hilfreich ist ein Vorstellungsbild über die eigene Erkrankung zu zeichnen und in der Gruppe zu besprechen. An Hand der Zeichnung lassen sich individuell geeignete Vorstellungen der Heilung finden (s. dazu Simonton, O. C., 1982, S. 190). In unserem Vorstellungsbild über die Erkrankung, die Abwehrkraft des Körpers, die Behandlung, die eigene Gesundheit entdecken wir unsere Situation als Betroffene, erkennen wir Zusammenhänge unserer Erkrankung mit dem eigenen Leben (s. dazu S. 30).

In den Vorstellungsbildern versucht jeder, den gewünschten Verlauf seiner Erkrankung zu visualisieren. Visualisierung ist kein Selbstbetrug, sondern eine Strategie, wie man die eigene Heilkraft dirigieren kann. Das Erlernen der Visualisierung in einer Selbsthilfegruppe sehe ich als geeignete Möglichkeit, um mit sich selbst und anderen Kontakt zu bekommen, auszutauschen, sich auf einer ganz neuen Ebene kennenzulernen.

Gesundheitsfördernd entscheiden

»Wie kann ich mit mir und den eigenen Grenzen besser umgehen?« Auf diese Frage kann es kein Rezept an Verhaltensweisen geben. Wir müssen lernen, uns selbst wahrzunehmen und aus uns selbst heraus Antworten zu finden: Selbst-ver-antwortung. Antworten gibt uns dabei der eigene Körper.

Gut zu wissen ist, daß wir gerne unsere Verantwortung abgeben und uns Entschuldigungen suchen. Auf Dauer hindert uns das daran, bewußter zu leben und krankmachende Normen loszulassen. Wenn wir unseren Körper und seinen Ausdruck wahrnehmen, entdecken wir eigene Fähigkeiten und Grenzen und spüren unsere innere Kraft.

Ein Hindernis auf diesem Wege ist die Einstellung betroffener Menschen, Heilung von außen zu erwarten. Sie haben die Opferrolle gewählt und diese als bequem erlebt. Für mich war wichtig, mich mit meiner »Opferrolle als Patient« auseinanderzusetzen. In der Patientenrolle erfahre ich Anerkennung, wenn ich mich leidend und geduldig verhalte. Ich erhalte Fürsorge, aber nicht, was ich mir wünsche: Nähe, Verständnis, Liebe. Ich hatte Anerkennung mit Liebe verwechselt.

Wir müssen uns bewußt machen, daß jeder von uns nur diesen einen Körper hat. Ihn müssen wir erhalten und mit allen Folgen der Erkrankung annehmen lernen. Unser Körper enthält eine Menge Weisheit. Diese Sprache gilt es verstehen zu lernen und ernst zu nehmen. Über die Besonderheiten und Symptome teilt er uns mit, daß er liebevoll behandelt werden möchte. So ist es für manche Betroffene neu, daß man Bauchschmerzen auch durch massierende Bewegungen mindern kann. Symptome sind Hilferufe. Durch das Erleben der Krankheit nehmen wir oft zum ersten Mal wahr, daß wir Bedürfnisse nach Ruhe, regelmäßigem und gesundem Essen und täglicher Bewegung haben. Erst mit Hilfe von Krankheit gestatten wir uns, diese Bedürfnisse zu haben und Anforderungen zurückzuweisen. Wir müssen uns berechtigt fühlen, Gefühle und Bedürfnisse zu haben, und lernen, sie direkt im Leben zu verwirklichen. Dadurch gewinnen wir viel an Kraft.

Gesundheitsfördernd entscheiden heißt für mich: mir in Beziehungen zu anderen Menschen mein Bedürfnis nach Geborgenheit, nach Abhängigkeit und nach Abgrenzung zuzugestehen. Dabei muß ich lernen, mich überhaupt berechtigt zu fühlen, Grenzen zu setzen: »Das möchte ich und das nicht.« Ich bin verantwortlich für meine eigenen Gefühle. Ich zerstöre mich, wenn ich meine Gefühle kontrollieren lasse. Aggressionen sind notwendig, um sich abzugrenzen. Wenn wir einem uns nahestehenden Menschen die eigenen Grenzen deutlich machen, zerstören wir nicht die Beziehung. Meist aber befreien wir uns von einer Belastung und klären die eigenen von fremden Erwartungen.

Indem wir uns zutrauen und Mut haben, Erfahrungen zu machen auf einem Gebiet, wo wir Furcht haben, gestatten wir uns, neue Erfahrungen zuzulassen. Oft erkennen wir dann, daß wir uns selbst für unfähig halten und »klein« machen.

Rechte und Pflichten im Gesundheitswesen kennen

Als Patient müssen wir die Rechte und Pflichten im Verhältnis zum Arzt und gegenüber bestimmten Leistungsträgern (Krankenkassen, Behörden) kennen.

Im »Arzthaftungsrecht« wird dem Selbstbestimmungsrecht des Patienten und so einem partnerschaftlichen Verhältnis zum Arzt große Bedeutung beigemessen.

Einsichtsrecht in Krankenunterlagen: Der Patient kann alle »objektiven Daten« wie Untersuchungsergebnisse über Blutwerte, Röntgenaufnahmen, Behandlungspläne, Arztbriefe, Atteste, Stellungnahmen einsehen und sich Kopien anfertigen lassen für eine eigene Krankenakte. Manchen Ärzten fehlt diese Rechtskenntnis (Die Ärztekammern unterstützen uns).

Aufklärungspflicht: Im Gespräch mit dem Arzt kann der Patient fragen, wenn er bestimmte Dinge nicht verstanden hat oder etwas genauer wissen will. Der Arzt muß aufklären über Fragen zur Erkrankung, zum Krankheitsverlauf, über mögliche und geplante Behandlungsmaßnahmen, über sachliche und zeitliche Notwendigkeit von Operationen und zu erwartende Risiken, über Wirkungen und Nebenwirkungen von Medikamenten

(Risikoaufklärungspflicht). Jede ärztliche Behandlung (Diagnose und Therapie) ist ein Eingriff, zu dem der Patient seine Zustimmung geben muß.

Im »Sozialrecht« ist festgelegt, daß wir aufgrund von Krankheit finanzielle Leistungen, Sach- und andere Hilfen über Krankenkasse, Rentenversicherungsträger (BfA, LVA), Sozialamt und Versorgungsamt erhalten können. Diese Stellen sind zur Auskunft verpflichtet. Informationen in schwierigen Fragen erhält man in größeren Städten über Rechtsberatungsstellen, die vom DGB, VdK oder Reichsbund unterhalten werden.

Broschüren zum Arbeits- und Sozialrecht:
BAG Hilfe für Behinderte e. V. (Hrsg.): Die Rechte behinderter Menschen und ihrer Angehörigen. Gegen 3,-DM (Druck- und Versandkosten) zu beziehen bei: Bundesarbeitsgemeinschaft Hilfe für Behinderte e. V., Kirchfeldstraße 149, 4000 Düsseldorf 1 (02 11-31 00 60)

Bundesarbeitsministerium (Hrsg.): Leitfaden für Behinderte. Kostenlos zu beziehen bei: Bundesministerium für Arbeits- und Sozialordnung, Referat für Öffentlichkeitsarbeit, Postfach 140280, 5300 Bonn 1 (02 28-52 71)

Gesundheitspolitisch aktiv sein

Gesundheitspolitik beginnt für mich da, wo ich mich mit anderen Menschen zusammen für die Verbesserung der eigenen Lebensbedingungen einsetze. Den Eintritt in eine Selbsthilfegruppe verstehe ich daher auch als politische Entscheidung. Wir verändern nicht nur unser Wissen, unseren Umgang mit uns selbst, sondern erkennen auch, daß eine Verbesserung unserer Lebensbedingungen nötig ist, daß wir Stellung nehmen müssen zu gesellschaftlichen Forderungen und Normen. Selbstverantwortung muß mit sozialer Verantwortung gekoppelt sein.

Als Bereiche zur Entwicklung von Initiative sehe ich: Unsere Gesundheit hängt mit einer gesunden Umwelt zusammen. Nötig ist eine Unterstützung von Initiativen zur Verbesserung der Qualität von Boden, Luft und Wasser und unserer Nahrungsmittel. Ebenso müssen gesellschaftliche und wirtschaftliche Verhältnisse, das Recht auf angenehme Arbeitsbedingungen, auf Arbeitslosenhilfe, Sozialhilfe und Rente, ausgehen von der Menschenwürde und den Bedürfnissen erkrankter Menschen und dementsprechend geändert werden.

Um ein umfassenderes Verständnis unserer Erkrankung zu erreichen, müssen wir unsere Erfahrungen an andere Betroffene, Ärzte und die interessierte Öffentlichkeit weitergeben. Unseren Forderungen in Bezug auf Hilfen, die unsere individuelle und gemeinsame Situation verbessern, wird hierdurch Nachdruck verliehen.

CED-Hilfe e.V.

Die CED-Hilfe e.V. wurde im Frühjahr 1987 von Betroffenen und Selbsthilfegruppenmitgliedern gegründet. Im Januar 1988 wurde in Hamburg ein Beratungszentrum eröffnet, um Betroffene über die Erkrankung zu informieren und die Arbeit der Selbsthilfegruppen zu unterstützen. Hier arbeiten überwiegend Menschen, die selbst von der Erkrankung betroffen sind – unter anderem auch ich selbst.

Neben der Möglichkeit zu telefonischen Beratungen bieten wir persönliche Gesprächstermine an, um Betroffene und Interessierte zu informieren und ihnen zu helfen. Außerdem finden im Beratungszentrum unter fachlicher Anleitung Koch-, Entspannungs-, Gesprächs- und Bewegungsgruppen statt. Einmal monatlich soll es eine Veranstaltung, ein gemeinsames Frühstück und einen offenen Abendtreff geben.

Das Angebot richtet sich aus an den Wünschen der Betroffenen, die sich aus dem Großraum Hamburg und Umgebung zahlreich an uns wenden. Briefe aus entfernt liegenden Orten können wir in der Regel nicht beantworten. Gerne schicken wir aber Informationsmaterial zu.

Die CED-Hilfe gibt eine Mitgliederzeitschrift, das »ced-info« heraus. Es ist ein Forum zur Information und zum Austausch von Erfahrungen. Mitglied der CED-Hilfe kann jeder werden. Betroffene als »ordentliche«, alle anderen als fördernde Mitglieder. Durch eine Spende kann die Arbeit der CED-Hilfe und des Beratungszentrums unterstützt werden.

Nachwort: Veränderungen sind schwer

In diesem Buch habe ich viele Möglichkeiten beschrieben, wo der einzelne ansetzen kann, um gesünder zu werden. Hierdurch will ich nicht anregen, alles »besinnungslos« auszuprobieren. Das Lesen dieses Buches soll ein Hilfsmittel zum Bewußt-werden sein: Was hat dich besonders angesprochen? Was hat dich betroffen gemacht? An welchen Stellen des Buches hast du dich überhaupt nicht wiedergefunden oder dich vielleicht auch geärgert?

Wir können unsere Lebensweise, unseren Umgang mit unserem Körper und der Krankheit nur dann verändern, wenn wir uns voll und ganz ernstnehmen und bewußt-werden, wie ein jeder von uns jetzt mit sich umgeht. (s. dazu Fragen S. 32/33).

»Gott gebe mir die Gelassenheit, die Dinge hinzunehmen, die ich nicht ändern kann, den Mut, die Dinge zu ändern, die ich ändern kann, und die Weisheit, das eine vom andern zu unterscheiden!« Diesen Satz sprechen die Teilnehmer von Emotions Anonymous Selbsthilfegruppen jeweils am Ende ihrer Sitzungen. Er weist auf das Leben hin.

Um bewußter zu leben, brauchen wir andere Menschen, die uns so sein lassen, wie wir sind, die aber unterstützen uns zu verändern, wenn wir es wollen. Dabei können uns Mediziner, Therapeuten, Selbsthilfegruppen, freundlich gesinnte Menschen helfen. Wenn wir uns »auf gleicher Ebene« treffen, uns zusammen und aus-einander-setzen, Erfahrungen machen und uns mitteilen, können wir erkennen, wo jeder bei sich selbst ansetzen kann. Ich halte dabei für wichtig, nur heute zu leben, Gelassenheit zu üben, für »heute« zu entscheiden, was möglich ist, und nicht das ganze Leben auf einmal anzupacken.

Persönliche und/oder soziale Veränderungen: In einer Selbsthilfegruppe komme ich nicht umhin, mir die belastenden und krankmachenden Strukturen in der Gesellschaft anzusehen: Wohn-, Umwelt-, Arbeitsbedingungen, Rollenprobleme ...

Für mich war wichtig zu sehen, daß die gesellschaftlichen Strukturen in mir sind, da ich ein Teil der Gesellschaft bin: Wenn ich anderen gegenüber intolerant bin, bin ich auch mir gegenüber wenig duldsam. Wenn ich andere bekämpfe, bekämpfe ich auch einen Teil von mir.

Wenn ich von mir erzähle, werde ich mir meiner Rollen bewußt. Ich lerne mich verstehen als Vater, Geliebter, Mann, Psychologe, Schriftsteller, Patient, Selbsthilfegruppenmitglied ... Meine Probleme, meine Freude,

Trauer und Wut kann ich mit anderen teilen. Indem ich mich von anderer Leute Normen freimache, lerne ich die mir gemäßen Grenzen kennen.

Wahrnehmen und Bewußtwerden – so sein lassen oder ändern wollen – drängen zum Ausdruck und geben die Chance zum Handeln. Dadurch erfahre ich mich, gewinne etwas dazu, helfe mir selbst: Selbsthilfe.

Dank

Ich möchte hier meiner Frau Adelheid danken, daß du mir den Freiraum gelassen hast, dieses Buch zu schreiben. Wenn alles abgeschlossen ist, werde ich wieder mehr Zeit für unsere Kinder haben.

Danken möchte ich den Mitarbeitern dieses Buches für ihre Bereitschaft, eigene Beiträge beizusteuern; insbesondere Dr. Gisela Huse-Kleinstoll und Dr. Klaus Riecken für die Beratungsgespräche darüberhinaus.

Ebenfalls danke ich Jens Wunderlich für die Fotografien in diesem Buch und Karen Mathies für die Zeichnungen.

Den Mitgliedern insbesondere der Hamburger Selbsthilfegruppen gilt mein Dank für die Mitteilung ihrer persönlichen Erfahrungen[1], für ihre Hinweise und ihre aktive Unterstützung. Besonders erwähnen möchte ich Ulla Weidel, Renate Augustin, Ingrid Heller, Michael Kerneck, Elke Jaik, Martina Pfeil, Anna Golman (die beiden letztgenannten arbeiten als Ernährungsberaterinnen), außerdem Norbert Hämmerle aus einer Asthma-Selbsthilfegruppe.

In meinen Beiträgen habe ich versucht, die Welt jedes einzelnen ernstzunehmen und aufzuzeigen, was ich erfahre und sehe. Trotzdem werde ich niemandem gerecht. Worte sind etwas anderes als Erfahrungen. Sie bedingen einander. Um das Buch zum Abschluß zu bringen, habe ich mich zeitweise – entgegen meinen eigenen Überzeugungen – über meine Grenzen hinaus gefordert. Ich bin froh darüber, daß meine Freunde mich entlastet haben.

Abschließend möchte ich einige Ärzte, Psychologen, Schriftsteller erwähnen, die mir durch ihre Bücher Anregungen gegeben haben: Carl Simonton; Stephanie Matthews Simonton, Frauke Teegen, Gerd Overbeck, Bruno-Paul de Roeck, Annemarie Tausch, Ute Philipeit. Auf die Bücher dieser Autoren möchte ich gesondert hinweisen.

Zu allerletzt möchte ich mich dafür entschuldigen, daß ich der Einfachheit halber allein die männliche Form (z. B. jeder Leser – statt jede/r Leser/in) verwendet habe. Unsere Sprache ist eine männliche Sprache.

Georg Tecker

[1] zum Schutz der Betroffenen habe ich ihre Namen in diesem Buch geändert.

Laborbefunde

Tabelle mit Durchschnittswerten

Leberwerte

gamma GT (♀ bis 15; ♂ bis 18 U/L)
LDH (bis 240 U/L)
AP (60 bis 190 U/L)

Bauchspeicheldrüsenwerte

Amylase im Urin (8 bis 130 U/L)
Lipase im Serum (bis 170 U/L)

Eiweiße

Albumin (44,1–56,7 g/L)
alpha-1-Glob. (0,9–2,5 g/L)
alpha-2-Glob. (2,7–5,7 g/L)
beta-Globuline (4,1–8,7 g/L)
gamma-Globuline (5,7–12,5 g/L)
Gesamteiweiß (65,0–80,0 g/L)

Fette

Cholesterin (150–260 mg/dl)
Triglyceride (75–175 mg/dl)

Eisen

Serum-Eisen (14,3–32,2 μmol/L)
TEBK (44,8–71,6 μmol/L)

Elektrolyte

Natrium (130 bis 150 mmol/L)
Kalium (3,8 bis 5,4 mmol/L)
Chlorid (97 bis 108 mmol/L)
Calcium (2,22 bis 2,54 mmol/L)
anorg. Phosphor (0,65 bis 1,45 mmol/L)

Wichtige Spurenelemente

Magnesium (0,76 bis 0,92 mmol/L)
Zink (12,2 bis 21,4 μmol/L)

Rotes Blutbild

Erythrozyten: Zellen/pl
4,6–6,2 (männlich)
4,2–5,4 (weiblich)

Hämoglobin: g/dl
14–18 (männlich)
12–16 (weiblich)

Hämatokrit: %
42–52 (männlich)
37–47 (weiblich)

MCV: fl
80–94 (männlich)
80–98 (weiblich)

Hb-E.: pg
27–31 (männlich)
27–31 (weiblich)
MCHC: g/dl
32–36 (männlich)
32–36 (weiblich)

Weißes Blutbild

Leukozyten: 4,8–10,8 Zellen/nl
Myeloblasten 0%
Promyelozyten 0%
Myelozyten 0%
Metamyelozyten 0%
Stabkernige 4%
Segmentkernige 63%
Eosinophile 3%
Basophile 1%
Lymphozyten 23%
Monozyten 6%
Plasmazellen 0%
atyp. Zellen 0%

Abweichungen können sich aus unterschiedlichen Untersuchungstechniken ergeben.

Literatur

Ganzheitliche Ansätze, Psychosomatik

Boyesen, G.: Über den Körper die Seele heilen. Biodynamische Psychologie und Psychotherapie. Kösel, München 1987
Dethlefsen, Th.; Dahlke, R.: Krankheit als Weg. Deutung und Bedeutung der Krankheitsbilder. Bertelsmann, München 1983
Groddeck, G.: Krankheit als Symbol. Fischer, Frankfurt 1983
Lair, J. C.; Lechler, W. H.: Von mir aus nennt es Wahnsinn. Kreuz-Verlag Stuttgart 1983
Overbeck, G.: Krankheit als Anpassung. Der sozio-psychosomatische Zirkel. Suhrkamp, Frankfurt 1983
Simonton, O. C.; Matthews Simonton, S.: Wieder gesund werden. Rowohlt, Reinbeck 1982
Tecker, G.: Morbus Crohn – Colitis ulcerosa: Darmerkrankungen aus ganzheitlicher Sicht. Dr. med. Mabuse, Frankfurt 1985
Teegen, F.: Ganzheitliche Gesundheit. Der sanfte Umgang mit uns selbst. Rowohlt, Reinbek 1987
Wirsching, M.; Stierlin, H.: Krankheit und Familie: Konzepte, Forschungsergebnisse, Therapie. Klett-Cotta, Stuttgart 1982

Medizinisch-naturwissenschaftliche Literatur

Jenss, H.; Hartmann, F.: Morbus Crohn und Colitis ulcerosa: Hinweise und Ratschläge für Patienten. VCH, Weinheim 1985
ILCO (Hrsg.): Colostomie – Ileostomie – ein Leitfaden. ILCO, Freising 1984. Kostenlos zu beziehen bei: Deutsche ILCO, Kepserstr. 50, 8050 Freising
Kock, N. G.: Die kontinente Ileostomie. Kostenlos zu beziehen bei: Medimex, Postfach 701 260, 2000 Hamburg 70
Malchow, H.: Information für Patienten mit Colitis ulcerosa und Morbus Crohn. Kostenlos zu beziehen bei: Deutsche Pharmacia GmbH – Bereich Pharmazeutika, Literatur-Dienst, Munzinger Str. 9, 7800 Freiburg
Malchow, H.: Colitis ulcerosa: Ein Ratgeber für Patienten und ihre Angehörigen. de Gruyter, Berlin 1988
Schölmerich, J.; Hoppe Seyler, P.: Colitis ulcerosa, Morbus Crohn: Fragen – Antworten für Patienten und Familie. Kostenlos zu beziehen bei: Dr. Falk GmbH & Co. Pharmaz. Präparate KG, Habsburgerstr. 79, 7800 Freiburg
Weismüller, J.: Morbus Crohn, Colitis ulcerosa: Informationsblätter für Kinder. Kostenlos zu beziehen bei: Fresenius AG, Borkenberg 14, 6370 Oberursel/Taunus 1

Ernährungsratgeber, Eßstörungen

Bircher-Benner: Handbuch für Magen- und Darmkranke. Bircher-Benner, Bad Homburg 1979
Birk, D. (Hrsg.): Das große GU-Vollwert-Kochbuch. Gräfe und Unzer, München 1988
Bruker, M. O.: Unsere Nahrung – unser Schicksal. emu Lahnstein 1986
Buhl, C.: Magersucht und Eßsucht. Hippokrates, Stuttgart 1987
Cremer, H,-D. u. a.: Die große Nähr-

werttabelle. Gräfe und Unzer, München 1986/87
Danner, H.: Biologisch Kochen und Backen. ECON, Düsseldorf 1984
Deutscher, S.: Das Breibuch. Rezeptbuch für biologische Kindernahrung, Rapunzel, Lindenstr. 40, 7140 Ludwigsburg (0 71 41-2 12 66) 1982
Früchtel, I.: Das vegetarische Kochbuch. Gräfe und Unzer, München 1985
Goetz, R.: Naturkost – ein praktischer Warenführer 1 und 2. pala, Schaafheim 1987
Koerber; Männle; Leitzmann: Vollwert-Ernährung. Haug, Heidelberg 1986
Kretschmer-Dehnhard; Anemüller: Neue Vollwert-Diät-Rezepte für Magen und Darm. Helfer, Bad Homburg 1973
Langsdorf, M.: Die heimliche Sucht, unheimlich zu essen. Fischer, Frankfurt 1985
Lutz, W.: Leben ohne Brot. Selecta, Planegg 1985
Mackarness, R.: Allergie gegen Nahrungsmittel und Chemikalien. 3. Auflage. Hippokrates, Stuttgart 1986
Mader, P.: Gestörtes Eßverhalten. Neuland, Hamburg 1986
Matzkies, F.: Morbus Crohn – Colitis ulcerosa: Ratschläge für eine individuelle Diät. Kostenlos zu beziehen bei: Henning Berlin GmbH, Chemie- und Pharmawerk, Komturstr. 58–62, 1000 Berlin 42
Orbach, S.: Anti-Diätbuch 1 und 2. Frauenoffensive, München 1979 und 1985
Philipeit, U.: Weniger Chemie im Kochtopf. Rowohlt, Hamburg 1985

Lebenshilfen

Franck, B.: Ich schau in den Spiegel und sehe meine Mutter. Gespräche mit Töchtern. Goldmann, München 1979
Franck, B.: Mütter und Söhne. Gesprächsprotokolle mit Männern. Goldmann, München 1987
Glötzner, J. (Hrsg.): Der Vater. Über die Beziehungen von Söhnen zu ihren Vätern. Fischer, Frankfurt 1983
Himmel-Lehnhoff, M.: Durch Krankheit zum Selbst: Wege zu einem neuen Leben; Erfahrungen und Berichte. ECON, Düsseldorf 1988
Jampolsky, G. G.: Lieben heißt die Angst verlieren. Goldmann, München 1987
Leonard, L.: Töchter und Väter: Heilung und Chancen einer verletzten Beziehung. Kösel, München 1986
Massoth, P.; Massoth, E.: So gesund wie möglich: Selbsthilfe in kranken Zeiten. Beltz, Weinheim Basel 1984
Miller, A.: Das Drama des begabten Kindes. Suhrkamp, Frankfurt 1983
Miller, D.: Bodymind – ein ganzheitliches Gesundheitsbuch. Simon-Weidner und Leutner 1981
Norwood, R.: Wenn Frauen zu sehr lieben. Die heimliche Sucht, gebraucht zu werden. Rowohlt, Reinbek 1986
Roeck, B.-P. de: Dein eigener Freund werden. Rowohlt, Reinbek 1986
Simonton, S. M.: Heilung in der Familie. Rowohlt, Reinbek 1986
Storz, C.: Jessica mit Konstruktionsfehlern. Fischer, Frankfurt 1982
Tausch, A.-M.: Gespräche gegen die Angst. Rowohlt, Reinbek 1987
Tausch, R.; Tausch, A.M.: Wege zu uns. Rowohlt, Reinbek 1983

Selbsthilfegruppen

Emotions Anonymous (EA): Selbsthilfegruppen für emotionale Gesundheit, EA, Stuttgart, 1982 (s. die Adresse auf der folgende Seite)

Illich, I. u. a.: Entmündigung durch Experten. Rowohlt, Reinbek 1979

Moeller, M. L.: Selbsthilfegruppen. Selbsterkenntnis und Selbstbehandlung in eigenverantwortlichen Kleingruppen. Rowohlt, Reinbek 1978

Moeller, M. L.: Anders helfen. Selbsthilfegruppen und Fachleute arbeiten zusammen. Klett-Cotta, Stuttgart 1981

Trojan, A. (Hrsg.): Wissen ist Macht. Eigenständig durch Selbsthilfe in Gruppen. Fischer, Frankfurt 1986

Adressen

Überregionale Selbsthilfe-Kontaktstellen und Unterstützungseinrichtungen

Deutsche Arbeitsgemeinschaft Selbsthilfegruppen e. V., Projekt: Nationale Kontakt- und Informationsstelle, Albrecht-Achilles-Straße 65, D-1000 Berlin 31; Tel. 0 30-8 91 40 19

»Team Selbsthilfe Zürich«, Wilfriedstraße 7, CH-8032 Zürich; Tel. 01-55 86 78

Wiener Urania, Uraniastraße 1, A-1010 Wien; Tel. 02 22-72 61 91

Kollektiv Spackelter, 21, Aldriner Straße, Luxemburg; Tel. 4 23 40

EA-Kontaktstelle Deutschland-Schweiz-Österreich, Hohenheimer-Str. 75 EG, D-7000 Stuttgart 1; Tel. 07 11-24 35 33

Selbsthilfeorganisationen und Beratungsstellen

Bundesrepublik Deutschland

Hilfe bei Chronisch Entzündlichen Darmerkrankungen, Beratungszentrum der CED-Hilfe e.V., Steindamm 77, 2000 Hamburg 1; Tel. 0 40-24 54 44

Deutsche Morbus Crohn/Colitis ulcerosa Vereinigung – DCCV – e.V., Schwabstraße 68, 7400 Tübingen; Tel. 0 70 71-2 13 51

Deutsche Ileostomie-Colostomie-Urostomievereinigung – ILCO – e.V., Kepserstraße 50, 8050 Freising; Tel. 0 81 61-8 49 09, 8 49 11

Deutsche Gesundheitshilfe für Magen und Darm; Hausener Weg 61, Postfach 940303, 6000 Frankfurt 94; Tel. 0 69-7 89 47 47

Schweiz

Schweizerische Morbus Crohn/Colitis ulcerosa Vereinigung, Postfach, 5000 Aarau; Tel. 0 64-24 87 07 (Dienstag 8–11 Uhr)

ILCO Schweiz, c/o Walter Merz, Kirschblütenweg 16, 4059 Basel; Tel. 0 61-35 41 76

Österreich

Österreichische Morbus Crohn/Colitis ulcerosa Vereinigung – ÖMCCV – Obere Augartenstraße 26–28, 1020 Wien; Tel. 02 22-35 23 48 (Dienstag 9–12 Uhr)

Österreichische ILCO, Obere Augartenstraße 26–28, 1020 Wien; Tel. 02 22-35 23 48 (Donnerstag 9–12 Uhr)

Adressen zum Thema Patientenrechte

Informationsstelle für Gesundheitsfragen Eimsbüttel, Müggenkampstr. 77, 2000 Hamburg 20; Tel. 0 40-4 90 36 60 (Mi 16–18 Uhr, Do 17–19 Uhr)

Patientenberatungsstelle, Heidberg 42, 2000 Hamburg 60; Tel. 0 40-2 79 64 65

Allgemeiner Patienten-Verband, Postfach 1126, 3550 Marburg 1

Arzneimittelinformationsdienst (AMID), 2722 Dreeßel 17; Tel. (nur für Notfall): 04 21-32 55 87 od. 0 42 37-8 75

Morbus Crohn/Colitis ulcerosa – Selbsthilfegruppen
Stand: 1. 11. 1988
Selbsthilfegruppen junger Stomaträger (J)

Berlin, Hamburg, Schleswig-Holstein

1000 Berlin 31, c/o SEKIS, Albrecht-Achilles-Straße 65; 030-8926602
2000 Hamburg 26, Herma Thies, Billhorner Kanalstraße 17; 040-783691
J 2000 Hamburg 52, Dr. Julie Klippgen, Bernadottestraße 188; 040-8803377
2000 Hamburg 60, Dagmar Zarm, Geibelstraße 43; 040-2704855
2000 Hamburg 74, Dagmar Schmidt, Sandkoppelweg 8; 040-7322690
2000 Hamburg 76, Michael Bär, Weberstraße 26; 040-2799114 (abends)
2050 Hamburg 80, Hans-Jürgen Fehde, Dünenweg 43; 040-7381338
2000 Norderstedt, Ingrid Wiechelt, Grüner Weg 75; 040-5245656
2251 Oldenswort (Husum), Rita Bock-Eichmann, Hemmerdeich 12; 04861-1481
2301 Revensdorf (Kiel), Hilke Lübcke, Königsförder Straße 9; 04346-5228
2360 Bad Segeberg, Renate Zoske, Ostlandstraße 36; 04551-91199
2400 Lübeck, Vera Bode, Wakenitzstraße 19; 0451-791830 (abends)

Niedersachsen, Bremen

2090 Winsen/Luhe, Christa Schaefer, Bundesstraße 17a; 04133-6122
2110 Buchholz, Liesel Warnken, Hekkenweg 12; 04181-5569
2800 Bremen 66, Friedberg Schottke, Dordrechter Straße 19; 0421-560922
2803 Weyhe (Bremen), Oswald Laubscher, Am Sportplatz 1a; 04203-5524
2806 Oythen (Bremen), Helga Kreuzgrabe, Brunnenweg 17, 04207-281417
2900 Oldenburg, Andrea Ehses, Donnerschweerstraße 125a; 0441-882368
2960 Aurich 1, Anneliese Janssen, Bargerweg 5; 04947-897
3000 Hannover 1, Helmuth Engling, Warmbüchenkamp 12; 0511-1022695
3030 Walsrode 12, Sabine Axt, Altenboizen 6
J 3135 Wustrow, Dorothee Kuban, Bahnhofstraße 13; 05841-4379
3200 Hildesheim, Rosi Schindler, Stresemannstraße 12; 05121-57293
3250 Hameln, Gerda Hümme, Sprengerstraße 55; 05151-23190
3300 Braunschweig, c/o AOK, Am Fallersleber Tore 3/4; 0531-486257
J 3400 Göttingen, Rüdiger von Massow; Ruhstrathöhe 10; 0551-792903
4500 Osnabrück, Irmgard Barkey, Eichenstraße 15B; 0541-128265

Nordrhein-Westfalen

4000 Düsseldorf 13, Karin Greeven, Emil-Barth-Straße 68; 0211-700395 (ab 20 Uhr)
4050 Mönchengladbach 2, Christa und Peter Goergens, Kuhlenweg 57; 02166-17726
J 4150 Krefeld, Kathrin Thorissen, Heinrich-Klausmann-Straße 43; 02151-545667
4194 Bedburg (Kleve), Dorothea Pollich, Begineneck 24; 02821-60315
4300 Essen 14, Edeltraut Buttler, An der Zeche Heinrich 5; 0201-587869

4600 Dortmund 13, Gisela Scholz, Wickeder Straße 52; 0231-210307
4720 Beckum, Hilla Michel-Kemper, Ahlener Straße 30; 02521-16659
4750 Unna-Königsborn, Alexander Heinze, Magnolienweg 8; 02303-69871
J 4790 Paderborn–Schloß Neuhaus, Eduard Steingräber, Henricusstraße 9; 05254-4174
4800 Bielefeld 16, Elsbeth Twelenkamp, Brakhofstraße 17; 0521-762791
4950 Minden, Heinz Mierke, Trippeldamm 6; 0571-54307
5000 Köln 51, Renate Grade, Mannsfelder Straße 18; 0221-373880
J 5000 Köln 71, Marlies Klötsch, Warthestraße 1; 0221-706735
5060 Bergisch Gladbach, Marie-Luise Kortmann, Buchenkampsweg 14; 02204-61581
5090 Leverkusen 3, Gabriele Schmidt, Pommernstraße 35; 02171-89557
J 5100 Aachen, Maria Haß, Hörnstieg 1; 0241-81344
5176 Inden-Lamersdorf (Düren), Bernd Pfennings, Frankenstraße 9; 02465-2396
5180 Eschweiler (Aachen), Rainer Beckers, Revleauxstraße 17; 02403-20237
5378 Blankenheim-Freilingen, Walter Klinkhammer, Martinusstraße 34; 02697-1377
5600 Wuppertal 2, Inge Wolfshohl, Bireneichen 11; 0202-80031 (ab 17 Uhr)

Rheinland-Pfalz, Saarland
J 5450 Neuwied, Dorothea Hausmann, Liliengarten 105; 02631-26541
6550 Bad Kreuznach 1; Hannelore Hartmann, Windesheimer Straße 12; 0671-33583
6580 Idar-Oberstein, Elke Teske, Reilweg 11; 06784-8739
6602 Dudweiler (Saarbrücken), Gisela Braun, Winterbachsroth 17; 06897-72435
J 6603 Altenwald, Bruno Kiefer, Friedhofstraße 5; 06897-87045
J 6654 Limbach, Fritz Hock, Bierbacherweg 35; 06841-8321
6729 Rülzheim, Rita Nuber, Schützenpfad 24; 07272-2907

Hessen
3501 Edermünde (Kassel), Ilona Bekker, Goethestraße 17; 05665-6821
3550 Marburg, c/o Frau Raabe, AG Selbsthilfegruppen, Haspelstraße 17; 06421-26041
6000 Frankfurt 70, Elvira Schneider, Kaulbachstraße 16; 069-621700
J 6050 Offenbach, Joachim Dech, Blücherstraße 34; 069-853317
J 6209 Aarbergen (Wiesbaden), Irene Gerner, Hauptstraße 44; 06120-4978
6253 Hadamar (Limburg), Ingrid Staudt, Hofacker 18; 06433-4337
6301 Pohlheim (Gießen), Walter Lhotak, Bruchstraße 6
6336 Solms (Gießen), Renate Boch, Am Drillmen 25; 06442-8177
6450 Hanau, Albert Schuchardt, Marköbeler Straße 4; 06181-81537

Baden-Württemberg
6840 Lampertheim, Gerlinde Knappe, Weidweg 7; 06206-59345
7084 Westhausen (Aalen), Susanne Diemer, Brahmstraße 18; 07363-5368
7539 Kämpfelbach-Ersingen (Pforzheim), Paul Fieseler, Weinsteigstraße 11; 07231-86727
J 7580 Bühl-Moos (Karlsruhe), Evelyn Marquis, Sommerau 20; 07227-3192

7730 VS-Villingen, Irmgard Schöne, Wilstorfstraße 58; 07721-55193

Bayern

8011 Hohenlinden (München), Robert Wimmer, Erdinger Straße 7a; 08124-8247

J 8039 Puchheim (München), Lothar Bauer, Bäumlstraße 14; 089-804334 (abends)

8376 Geiersthal (Regen), Karin Krönauer, Birkenweg 17; 09923-3206

8400 Regensburg, Irmgard Schneider, Badstraße 46; 0941-85773

8458 Sulzbach-Rosenberg, Roswitha Röhrer, Goethestraße 29; 09661-2903, 28444

8500 Nürnberg 1, Manfred Hotzel, Judengasse 25; 09131-209234 (Ilka Wick)

8900 Augsburg, Peter Schnikora, Kantstraße 50; 0821-706819

Hier können weitere Adressen von Kontaktpersonen, Selbsthilfegruppen veröffentlicht werden. Schreibt mir bitte, wenn ihr dazu bereit seid. Schreibt mir bitte auch, wenn sich die Kontaktadresse ändert.

Autorenverzeichnis

Eisenhauer, Margit, Dipl.-Psych.,
Bremer Reihe 19, 2000 Hamburg 1

Feiereis, Hubert, Professor Dr. med., Medizinische Universität Lübeck,
Klinik für Psychosomatik und Psychotherapie
Ratzeburger Allee 160, 2400 Lübeck 1

Fintelmann, Volker, Dr. med., Leitender Arzt, Medizinische Abteilung B,
Deutsches Rotes Krez- und Freimaurer-Krankenhaus
Suurheid 20, 2000 Hamburg 56

Garbe, Wolfram E., Dr. med., Leitender Arzt, Medizinische Abteilung B,
Deutsches Rotes Kreuz- und Freimaurer-Krankenhaus
Suurheid 20, 2000 Hamburg 56

Huse-Kleinstoll, Gisela, Dr. med., Abteilung für Medizinische Psychologie,
Universitätskrankenhaus Eppendorf
Martinistraße 52, 2000 Hamburg 20

Riecken, Klaus, Dr. med., Internist,
Rotbuchenstieg 7, 2000 Hamburg 60

Schad, Ursula, Dr. med., Leitende Ärztin, Medizinische Abteilung B,
Deutsches Rotes Kreuz- und Freimaurer-Krankenhaus
Suurheid 20, 2000 Hamburg 56

Tecker, Georg, Dipl.-Psych., Beratungszentrum der CED-Hilfe e.V.,
Steindamm 77, 2000 Hamburg 1

Winkler, Rainer, Professor, Dr. med.,
Chirurgische Klinik, Martin-Luther-Krankenhaus
Lutherstraße 22, 2380 Schleswig

Sachregister

Abhängigkeit 20
Abhängigkeitswünsche 40
Abrundung, geschmackliche 104
Abszesse 57
Aggressionen 124
Aggressionshemmung 39, 40
Aktivitätsindex 47, 49
Allergene 101
Allergie 101
Alternativmedizin 68
Altersgipfel 36, 42
Aminosäuren, essentielle 105
Antacida, aluminiumhaltige 54
Angstreaktion 47
Anpassungsdruck 41
Ansatz, mehrdimensionaler 71
Anti-Baby-Pillen 27
Aromastoffe 102
Arzthaftungsrecht 125
Astronautenkost 55, 80, 81, 105
Aufbaunahrungen 55
Aufklärungspflicht 125
Auszugsmehle 99
Autoaggression 38
Azulfidine 53, 81

Ballaststoffe 102, 107
Bauchschmerzen, krampfartige, langdauernde 8
Bedingungen
– geistige 28
– körperliche 28
– seelische 28
– soziale 28
Behandlung
– ambulante 75
– psychosomatische 73
– tiefenpsychologische 74
Behüten, übermäßiges 20
Belastungssituation, chronische 63
Beratungsgespräch 80
Betrachtungsweise, organbezogene 64
Betroffensein, ganzheitliches 43
Bewegungsradius 110
Bewegungstherapie, konzentrative 73
Beziehungen
– individuelle 26
– konfliktträchtige 40
Beziehungskrisen 14
Bezugspersonen 40

Cholesterinwert 51

Dämmerzustand 118
Darm
– Bluten 13, 44
– Spiegelungen 48, 78, 81, 115
– Verschluß 44
Dickdarmentfernung 58
Disposition, erbliche 37
Düngemittel 103
Durchfallserien 44
D-Xylosebelastung 50

Eigenverantwortlichkeit 111
Einflüsse
– genetische 35
– klimatische 35
– psychosoziale 35
Eisen 52, 55, 107
Eisenmangelzustände 52
Eiweißkonzentrate 54, 106
– Mangel 51
– – Zustände 51, 105
– Reserven, körpereigene 51
– Zufuhr 54
Elektrophorese 48, 51
Emulgatoren 102
Endoskopie 46
Entartung, krebsige 57
Enteroklysma 48
Entlastung, emotionale 63
Entpersönlichung 82
Entspannung
– bewußte 30
– funktionelle 73

Entspannungsmethode 82, 120
– Übungen 93, 121
Entzündungsaktivität 11, 48, 56
– Ausbreitung 48, 56
– Schübe 12
Ereignisse
– drohende 39
– tatsächliche 39
Erkrankungen, sozio-psychosomatische 28
Erlebnisse, belastende 26
Ernährungsweise
– individuelle 98
– ungünstige 37, 99
»Ersatzteilmedizin« 64
»Extrawurst« 111

Familienbeziehungen
– zerbrochene 40
– zerstörte 40
Familieninterviews 40
Fett
– Aufnahmestörungen 54, 106
– Mangelzustände 51
– Zufuhr 54
Fette
– gehärtete 102
– tierische 106
Fettsäuren, essentielle 51, 55, 106
– essentielle hochungesättigte 107
– mittelkettige 106
– ungehärtete gesättigte 106
Fistelabsonderungen 56
– Gänge 48
– Systeme 46
Fisteln 45, 48, 50, 57
Fleisch 51, 106, 107

Gallensäureverlust 47
Gallenvorrat 51, 55
Gefühle
– depressive 60
– widersprüchliche 32
Gesamttreffen 95
Gespräch, diagnostisch-therapeutisches 72
Gesprächstherapie 67
Gesprächstherapie, stützende 74
Gestalttherapie 63
Gesundheitspolitik 124
Gruppenklima 96

Halbtagsstelle 21
Handlungsmöglichkeiten 31
– Muster 30
Heileurythmie 68
Heilpraktiker 87, 88
Hemizellulose 54
Hilfen
– maltherapeutische 73
– musiktherapeutische 73

Ileoanostomie, restaurative 58
Ileorektostomie 58
Ileostomie 58
Immunsystem 38
Initialgespräch, konfliktreiches 73
»Innere Stimme« 11
Intimsphäre 21, 81
Isolierung, gesellschaftliche 18

Kocksche Tasche 58
Körpersprache 10
– Wahrnehmung 32
Kolon-Kontrasteinlauf 46
Konflikte
– schwelende 63
– unlösbare 31
Konservierungsstoffe 102, 103
Kontaktperson 91
Kortison 81
– Präparate 53
Krankenakte, eigene 125
Krebsgefährdung 44, 76
Kunsthandwerk 115
Kurzdarm-Syndrom 47

Lähmung, resignative 66
Langzeittherapie, medikamentöse 75
Lebensgeschichte, individuelle 26

Magenspiegelung 48

Mahlzeit, gemeinsame 93
Malen 115
Manifestation, anale 58
Margarinekonsum 37
Maßnahmen, diätetisch-medikamentöse 71
»MCT« 55
Medizin, anthroposophische 65
Megakolon, toxisches 44, 47, 57
Milchzuckerbelastungstest 50
– Unverträglichkeit 47, 100
Musiktherapie 67, 68, 73
Mutter-Kind-Beziehung 40
Mutterrolle 23

Nährbäder 68
Nahrungsmittelallergien 27, 100
Naturheilkundeärzte 87, 88
Nicht-verstanden-Fühlen 108
Notoperationen 56, 57

Öl-Wasser-Emulsion 55
Östrogene 27
Offenbarungspflicht des Arbeitnehmers 21
Operationsrisiko 57
Opferrolle 123

Paracetamol 27
Pastoralmedizin 67
Patientenrolle 123
Persönlichkeitsentwicklung 39
Pseudopolypen 44
Psychopharmaka 82
Psychotherapie
– postoperative 75
– stützende 75
– tiefenpsychologische 74

»Radiereffekt« 103
Reinkarnation 66
Rektoskopien 80
Resektionsränder, entzündungsfreie 56
Risikoaufklärungspflicht 125
Rollen, bestimmte 119
Rückfallgefahr 57
– Risiko 57
Rückzug, innerlicher 19

Salizylsäurepräparate 53
Schadstoffe
– direkte 27
– indirekte 27
Schädlingsbekämpfungsmittel 103
Schamanen 65
Schamgefühle 15
Schilling-Test 50, 55
Schimmelpilze 101
Schleimhaut
– Inseln 44
– Verluste 44
Schub, akuter 11
Schuldgefühle 15
– Zuweisungen 18, 27
Schulversagen 39
Selbstbeobachtung, intensive 14
– Entscheidung 116
– Heilung 67
– Hilfe 128, 289
Selbsthilfegruppe(n) 11, 31, 32, 56, 76, 83, 84, 85, 86, 89, 90, 91, 92, 93, 94, 95, 96, 97, 98, 100, 102, 107, 108, 116, 117, 125, 127
Selbsthilfegruppen junger Stomaträger 24
Selbsthilfegruppen, regionale Kontaktstelle 90
Selbsthilfegruppenmitglieder 18, 93
– Möglichkeiten 89
– Organisation 90, 92
Selbstkontrolle 37
Selbstsicherheit, überdurchschnittlich große 39
Selbstwertgefühl 25, 63
– geringes 62
Singen 115
Situationen, konflikthafte 29
Sojaprodukte 106
Sozialrecht 126
Spannungszustände, aggressive 62
Spurenelemente 55
Stabilisator 102
Stabilität, emotionale 39

Stenosen 47, 50, 57
Stimmungsschwankungen 14
Stoma 24, 58
Stomaträger, junge 24, 90, 97
Streßreaktion 47
Strikturoplastik 57
Subileus 47

Tagebuch 30
Tagträume 99
T'ai Chi 120
Therapie, integrative 62
– psychosomatische 71
Tiefenentspannung 73
Training, autogenes 73, 120
Traurigkeit 16, 17, 99
– unbestimmte 12
Triglyceride, mittelkettige 54, 55

Überforderungssituationen 39
Ursachen
– spezifische 34, 35
– unspezifische 34, 35
Ursachenkombinationen, unterschiedliche 35
Unverträglichkeiten 100

Verantwortung 33
Vererbungsweg 36
Verhalten, leichtsinniges 10
Vernarbungen 50
Verunsicherungen 43
Visualisieren 123
Visualisierung 122, 123
– Übung 122
Vollkommenheitsanspruch 120
Vollkornprodukte 103
Vollwertkochkurse 105
Vollwertkost 98, 102
Vorbeugungsoperation 57

Wahrnehmen 13, 17, 32, 123
Wiedereingliederung 60
Wiederholungsoperation 57
Wut 32, 60, 62

Yoga 120

Zellen, immunologische 38
Zurückhaltung 33
Zusammenarbeit, effektive 56
Zucker 98, 99